A CURA PELA MÚSICA E PELA COR

Um guia prático

Mary Bassano

A CURA PELA MÚSICA E PELA COR

Um guia prático

Tradução
MARIA DE LOURDES EICHENBERGER

EDITORA CULTRIX
SÃO PAULO

Título do original:
Healing with Music and Color
A Beginner's Guide

Originalmente publicado por Samuel Weiser, Inc.
York Beach, ME – USA.

Edição	Ano
-2-3-4-5-6-7-8-9	-96-97-98-99

Impresso em nossas oficinas gráficas.

Dedicado a Jean, uma pessoa especial
e uma amiga especial

Sumário

Sumário

Agradecimentos

Meus sinceros agradecimentos a todos aqueles que me ajudaram de tantas maneiras, especialmente: Virginia Dory, por sua excelente editoração e por suas sugestões úteis; dr. Millard Walker, pela sua ajuda e por suas sugestões ao longo da elaboração deste trabalho; Marion L. Peterson, por corrigir e datilografar o manuscrito; Roberta Herzog, pela sua ajuda inicial e pelo seu contínuo encorajamento; e, finalmente, Muriel McCord e meus muitos e excelentes amigos, por seu contínuo apoio e estímulo.

1

A filosofia e os princípios básicos

Imaginemos o princípio da nossa imensa criação, concebendo-o como uma massa de energia, rodopiando, girando e vibrando até que os mundos, os planetas e as estrelas fossem formados. Todos os universos estavam repletos dessas energias, que eram irradiadas do som criador da Divina Fonte Una, trazendo consigo a luz universal.

Os sons e as cores finalmente surgiram, todos eles apresentando uma relação direta uns com os outros. Emanações desses espectros sonoros e cromáticos preencheram os planetas, dando a cada um deles sua própria energia individual que, através das eras, difundiu sua influência sobre a humanidade. Quando os planetas se movem em suas órbitas, cada um deles emite o seu próprio tom e irradia a sua própria cor. As pessoas clarividentes e clariaudientes podem, com freqüência, perceber essas belas e poderosas energias.

O universo é Uno, e percebemos que há um amálgama e um relacionamento não apenas entre as coisas da Terra, mas, o que é ainda mais significativo, com influências vindas do universo exterior e com cada ser humano.

Enquanto lemos a respeito dessas maravilhosas energias curativas que estão à nossa disposição, tenhamos em mente que nós também estamos participando desse espetacular drama da vida, desse drama em andamento – tudo como resultado daquele primeiro Som Criador. Como deve ter sido grande e poderoso esse Som para ter gerado tal magnificência! E Deus disse: "Haja Luz, e houve luz."

À medida que a Luz era irradiada, fragmentava-se em sete partes componentes, cada uma delas dirigida, pelo Espírito, para o seu centro ou chakra apropriado, em cada pessoa. Essas sete cores, ou Espíritos de Luz, como às vezes são denominadas, são as cores do espectro. Elas entram em nosso ser através do campo magnético circundante e são irradiadas por nossos sete corpos – o físico e os sutis. Há, naturalmente, mais cores do que as sete do espectro; há chakras suplementares no corpo, e há, possivelmente, outros corpos invisíveis mais elevados. No entanto, para os propósitos deste texto, trabalharemos com as sete cores e com os sete chakras geralmente mais aceitos.

Essas sete cores também apresentam correlação com a escala diatônica de sete notas, considerada como padrão na nossa cultura ocidental. Estabeleceu-se, de acordo com a teoria pitagórica das cores e da música, que há freqüências vibratórias comparáveis entre as sete cores do espectro e a escala musical de sete notas, tanto dentro dos intervalos de segunda maior como dentro dos intervalos mínimos. O vermelho vibra com o dó médio, o laranja com o ré, o amarelo com o mi, o verde com o fá (semitom), o azul com o sol, o índigo com o lá e o violeta com o si.[1] (Veja a Tabela 1 nas páginas 14 e 15.)

As sete cores puras do espectro estão relacionadas com a oitava média do teclado. No entanto, as relações prosseguem entre as oitavas agudas e graves e as várias gradações de cores do espectro.

---

[1] Manly P. Hall, *The Secret Teachings of All Ages* (Los Angeles, CA: Philosophical Research Society, 1975), p. lxxxiv.

As cores que se relacionam com a oitava *abaixo* da oitava média seriam mais profundas e mais escuras, mas apresentariam a mesma correlação tonal. Por exemplo, o dó abaixo do dó médio ainda estaria na família do vermelho, mas seria mais escuro que o vermelho do dó médio. Os tons *acima* da oitava média seriam representados por cores mais claras e mais luminosas.

Todas as coisas no universo respondem à luz e ao som. Isso inclui tanto a vida animal como a vegetal. Cada ser humano, inclusive cada um de seus átomos e de suas células, responde ao tom fundamental e à vibração cromática particulares desse ser. Conseqüentemente, aprender o tom e a cor de um indivíduo pode ajudar na aplicação das energias adequadas a essa pessoa. Ao reconhecer o fato de que a cor e a música irradiam genuínas freqüências de energia, ficamos cientes de que podemos utilizar aspectos dessas energias para a cura e para uma percepção espiritual cada vez maior. Podem ser utilizados mais eficazmente quando compreendemos as qualidades que se acham contidas em cada cor e em cada tom musical. (Para isso, recorra aos capítulos sobre as várias cores, e à Tabela 1, nas páginas 14 e 15, para compreender essas relações e essas características.)

O que é exatamente essa terapia e por que e como ela funciona? A arte ou a ciência da terapia pela cor e pela música é antiga. Era conhecida dos sábios da Antiguidade e agora nos está sendo revelada mais uma vez nesta Era de Aquário. Em eras passadas, a cor e a música foram utilizadas para a cura na Grécia e no Egito; as antigas civilizações da Índia e da China também estavam cientes do valor terapêutico da cor e da música. Em vez de terem hospitais como temos hoje, eles tinham templos que funcionavam como lugar de repouso e de energização espiritual onde essas técnicas de cura eram aplicadas.[2]

Roland Hunt, *The Seven Keys to Colour Healing* (Saffron Walden, Inglaterra: C.W. Daniel, 1971), p. 17. [*As Sete Chaves da Cura pela Cor*, Editora Pensamento, São Paulo, 1984.]

Tabela 1. Sete Energias Sinergéticas e Seus Usos.

Cores	Sons	Chakras	Glândulas	Corpos físico e sutil
Vermelho	Dó	da Raiz (Base da coluna vertebral)	Ovários Gônadas	Físico
Laranja	Ré	do Sacro	Baço Fígado	Etérico
Amarelo	Mi	do Umbigo	Supra-renais Pâncreas	Astral
Verde	Fá	do Coração	Timo	Mental inferior
Azul	Sol	da Garganta	Tireóide	Mental superior
Índigo	Lá	do Terceiro Olho	Pituitária	Espiritual
Violeta	Si	da Coroa	Pineal	Mônada divina

Tabela 1. (continuação).

Características	Cura para
Força física, liderança, independência	Anemia, circulação deficiente, falta de energia
Auto-respeito, coragem, o extrovertido	Pressão arterial baixa, nervos, medo
O introvertido, o pensador, emocional, bom intelecto	Enfermidades do estômago, depressão, aprendizagem lenta, nervos
Equilíbrio, tranqüilidade, capacidade para a cura	Coração, circulação, úlceras, desequilíbrios
Moderação, calma, paz, o centralizado em Deus, purificador	Pressão arterial alta, febres, problemas da pele, tensão, infecções internas, câncer
Intuição, dedicação, depurativo, capacidade de memorizar, comunicação com outros mundos	Enfermidades nervosas, problemas com a atividade meditativa, falta de motivação, algumas doenças mentais e nervosas
Dedicação, entregar-se ao caminho a serviço do "EU SOU", percepção da divindade em si mesmo	Sentimento de indignidade, falta de motivação, algumas doenças mentais e nervosas

A cor e a música servem não só para curar, mas também para remover bloqueios de dentro do indivíduo, de modo que as energias *naturais* possam realizar um trabalho perfeito no processo da cura. Estamos agora reaprendendo um pouco dessa antiga sabedoria e implementando-a com uma percepção e com um conhecimento cada vez maiores que nos estão sendo revelados nesta época nova e apressada.

Essa terapia funciona porque nós, como seres espirituais, somos altamente susceptíveis, na nossa vida cotidiana, a efeitos de influências vibratórias tanto positivos como negativos, embora, com freqüência, não estejamos cientes disso. Somos afetados pelas *diferenças* nas vibrações. Por exemplo, olhar para um vermelho brilhante, vestir uma roupa dessa cor, senti-lo evoca uma sensação. Vestir uma roupa azul ou permanecer num quarto com muitas coisas dessa cor produz outra reação completamente diferente. Portanto, aprendendo as qualidades de cada cor e encontrando a música que se relaciona com a energia e com o estado de ânimo associado com cada cor, podemos utilizar construtivamente essas ferramentas. (Sugestões musicais são oferecidas no final de cada capítulo sobre uma determinada cor.) O som e a luz afetam todas as pessoas até certo ponto, mas é sempre verdadeiro o fato de que quanto mais percepção tivermos, mais intensa será a resposta.

A cor e a música também podem ser consideradas formas não-verbais de comunicação. Quando conhecemos o tom e o raio cromático básicos de uma pessoa, podemos captar essa energia com esses recursos e estabelecer um relacionamento harmonioso com o indivíduo. A pessoa que está sendo tratada percebe então que o terapeuta compreende os seus sentimentos; há comunicação entre eles e o tratamento pode começar. Da mesma forma, tocar certas composições musicais pode dizer muitas coisas ao ouvinte atento. A música estabelece comunicação como no caso das cores. Ser capaz de se relacionar com alguém no comprimento de onda dessa pessoa é algo muito necessário quando se trabalha com ela. (Recorra ao Capítulo 13, ''Técnicas'', para informações sobre como determinar a nota e a cor básicas da pessoa.)

As modalidades podem nos afetar em todos os níveis uma vez que compreendamos quais ritmos, harmonias e tonalidades musicais podem energizar o corpo, estimular a mente, acalmar as emoções e se mostrar mais eficazes para a elevação da consciência espiritual.

O mesmo princípio se aplica às cores. Para citar um exemplo, uma cor pode ser excelente para estimular as células cerebrais, outra pode ser melhor para desenvolver o sentido intuitivo, e ainda uma terceira pode ser mais adequada para trazer paz e quietude à mente.

A cor e a música podem, naturalmente, ser utilizadas em separado, mas quando as duas são utilizadas conjuntamente, a energia vibratória aumenta e proporciona forças adicionais de cura à pessoa que está sendo tratada. Além disso, ajudam a sensibilizar a pessoa sobre a qual a música e a cor estão sendo focalizadas, de modo que ela se torne mais ciente dos sons e dos tons *dentro* da cor, e das cores dentro das notas e das composições musicais.

A filosofia, da maneira como é expressa neste livro, deveria ser aplicada em todas as fases de nossas vidas, levando-nos a reconhecer a Unicidade em todas as coisas, nos tons, nas cores, e em tudo o que existe na natureza. Uma vez que saibamos o poder do nosso pensamento, poderemos usar nossa mente para criar e para dirigir essas energias de uma maneira positiva e voltada para a cura.

2

Você é um instrumento musical

Somos todos instrumentos musicais de um tipo ou de outro, mas somos também sinfonias completas. Nosso corpo está constantemente irradiando cores e seus tons correspondentes, dependendo, em cada momento, do nosso estado de saúde e da nossa consciência emocional e espiritual. Dessa forma, considerando a nós mesmos como instrumentos, de que maneira estamos tocando em qualquer dado momento? Estamos conscientes da profundidade de nossos sentimentos enquanto tocamos o violoncelo, ou ficamos irritados e zangados enquanto batemos os tambores? Podemos ficar em paz e inundados de Luz quando produzimos sons semelhantes aos da flauta, vindos do nosso próprio eu.

Somos instrumentos, mas somos também uma sinfonia completa. Enquanto estamos pondo em jogo nossas melodias e harmonias, todas as nossas emoções, percepções espirituais e energias físicas, não estamos criando uma sinfonia de sons? Não somente sons, mas também ritmos entram nas composições que já criamos e que estamos criando agora. Assim como estamos tocando as nossas melodias e as nossas harmonias, ocorre o mesmo com toda a vida.

Não estamos, então, contribuindo, ainda que em pequena medida, para a música das esferas? Os planetas também sussurram os seus tons à medida que giram ao redor do Sol, e também fazem parte desse todo majestoso. Quando estamos vivenciando uma boa saúde, há um som contínuo, mais ou menos semelhante ao zumbido do abelhão, que provém do corpo vital. O tom fundamental desse corpo vital está em harmonia com o tom fundamental do arquétipo.

Todas as formas, sejam elas humanas, vegetais ou animais, emitem seu próprio som especial e, da mesma maneira, cada som irradia uma certa cor. Os dois estão inextricavelmente entrelaçados. *O som é a cor audível e a cor é o som visível.* ''Cada órgão do corpo-templo do homem foi moldado pelos ritmos criadores das hierarquias das estrelas. O bater do coração, o fluir do sangue, o movimento dos músculos, as pulsações da respiração constituem, todos eles, parte desse grande corpo-sinfonia.''[1]

Quando tentamos afinar um instrumento – um violino, por exemplo – escutamos as cordas à medida que deslizamos o arco ao longo delas. Devemos aprender a distinguir as sutilezas das dissonâncias e da sintonia fina. Pouco a pouco, através da prática, vamos nos sintonizando com nossos eus interiores. Apertamos a cravelha, as ''cordas'' ficam alinhadas, e estamos então em sintonia com os sons cósmicos e com a nossa própria alma.

A meditação é, naturalmente, uma das maneiras pelas quais podemos sintonizar nossas cordas. Relaxando-nos, soltando-nos e tornando-nos unos com o Espírito Universal, podemos sentir nossos centros ganhando equilíbrio, nossos pensamentos e nossas emoções tornando-se tranqüilos. Uma música que seja inspiradora e que nos eleve, juntamente com as cores a ela relacionadas, pode nos ajudar a obter essa sintonia fina do espírito.

---

[1] Corinne Heline, *Healing and Regeneration Through Music* (Santa Bárbara, CA: J. F. Rowny Press, 1965), p. 9.

A música é a mais sutil das formas de arte, mas, provavelmente, exerce a maior influência sobre os nossos centros psíquicos e sobre o nosso sistema nervoso simpático. Também pode afetar direta ou indiretamente o sistema nervoso autônomo parassimpático. O universo inteiro está, indubitavelmente, vibrando em certas freqüências, e somos influenciados por elas de acordo com nossas próprias reações nervosas.

Sem dúvida, todas as doenças físicas também têm a sua taxa de vibrações, e, se essa taxa pudesse ser medida, então os tons dotados de vibração simpática poderiam ser aplicados com resultados benéficos. Algum dia, essa "medição" ainda será possível. Poderia parecer que uma vibração oposta – e não uma vibração simpática – é que seria necessária. No entanto, a explicação física consiste no fato de que a vibração sonora estabelece uma freqüência *comparável* com outro objeto ou pessoa. A vibração dessa pessoa ou desse objeto é incapaz de tolerar a tensão de uma vibração *semelhante*. É como se a "escuridão", ou a doença física, não pudesse suportar a vibração sadia ou, num certo sentido, não pudesse aceitar a luz, e assim o desequilíbrio poderia se dissolver ou deixar de existir. Costuma-se contar que Caruso, ao cantar uma certa nota alta, quebrou um copo de vidro. Isso indicaria que a nota que ele cantou era simpática com relação à vibração do copo, que não foi capaz de suportar aquela freqüência sonora.

Uma vez que este capítulo trata principalmente da música, procuremos encontrar meios por cujo intermédio essa ferramenta em particular pode ser utilizada de maneira eficaz. Todos os nossos grandes compositores sintonizaram-se com as forças cósmicas, com o reino dévico e com os Iluminados. Uma vez que receberam inspirações dessas fontes, sua música reflete essas energias e essas vibrações espirituais. Afirma-se que as músicas de Scriabin, de Debussy, de Wagner e de Bartók foram inspiradas pelos devas da natureza, e que grande parte delas (e também de outras músicas) pode ajudar a abrir os centros espirituais.

Sendo honestos com relação a nós mesmos, podemos determinar que áreas do nosso ser precisam de ajuda. Por exemplo, se as suas emoções estão fora de controle, você deveria saber que há uma necessidade de equilibrar a área do plexo solar e, dessa maneira, tentaria encontrar uma música que acalmasse, equilibrasse e *elevasse* suas respostas emocionais. Se você esteve "viajando" por um bom tempo, e se os seus pés não estiverem tocando o chão, então você sabe que os chakras inferiores devem ser equilibrados com as glândulas pineal e pituitária. De maneira semelhante, se você estiver absorvido no físico e no material, deve então recorrer à música para ativar os centros superiores. Para energizar esses chakras espirituais, devemos continuar a ouvir a nós mesmos, para descobrir essas cordas dissonantes e utilizar nossos diapasões espirituais para trabalhar sobre nós mesmos.

Tanto a Terra como as pessoas alternam estados de ânimo maiores ou menores, correspondentes às escalas musicais maiores e menores. As escalas menores nos ajudam a desenvolver a subjetividade (o eu interior) e as maiores nos impelem a sermos extrovertidos e criativos. A música que é basicamente rítmica afeta o corpo físico; a música que é essencialmente melódica lida com as emoções; e os harmônicos da música estão relacionados com energias espirituais.

Consideremos, em primeiro lugar, o *físico*. Ritmos fortes, som alto e sons dissonantes podem excitar os sentidos físicos, rachar copos e destruir a matéria. Por exemplo, soldados marchando sobre uma ponte pênsil devem quebrar seus ritmos de marcha e passar a caminhar num passo desigual, pois o ritmo sustentado poderia provocar o colapso da ponte. Considere as danças rítmicas e hipnóticas que se tornam tão energizadas que provocam transe nas pessoas e excitam impulsos sexuais. A música marcial e patriótica, embora fortemente rítmica, pode ter efeitos positivos – tais como energizar uma pessoa letárgica, estimular a circulação ou proporcionar vitalidade ao corpo físico. As pessoas com desenvolvimento mental ou emocional lento são, usualmente, mais ajudadas por um ritmo uniforme e bem-estruturado do que por uma melodia que flui suavemente.

Vemos ritmo em todas as fases da Natureza. "Os ventos estão sintonizados com certos ritmos, como também o está o quebrar das ondas. As marés também têm os seus ritmos, os quais chegam em tom maior e recuam em tom menor... Os sons combinados de todas as coisas que há sobre a Terra compõem uma corda harmônica sensível que é o tom fundamental do nosso planeta. É a escala de fá, cujo tom se torna visível como verde, a cor básica da natureza...[2]

No nível *emocional*, a música com uma melodia clara alcança a natureza do sentimento – ajuda-nos a aliviar a tensão e nos torna capazes de procurar a nós mesmos com relação a emoções e a sentimentos. Ajuda a nossa capacidade de nos expressar e de nos tornar criativos.

No nível *espiritual*, as harmonias da música parecem penetrar mais profundamente, tocando o Eu Superior. A música com harmonia profunda e significativa pode nos elevar a um nível mais alto de consciência. Nos domínios interiores, podemos aprender a ouvir o nosso próprio som e a sintonizar o puro espírito em busca de direção e de orientação.

Além de diferentes tipos de música, devemos estar cientes dos vários instrumentos, cada um deles com seus próprios sons especiais e com suas próprias freqüências vibratórias. Um oboé pode trazer à tona uma certa reação; o violino, um sentimento completamente diferente. Desse modo, cada instrumento, por si mesmo, pode ter um valor específico, dependendo da maneira como precisamos dele, ou da maneira como reagimos a ele.

No desenvolvimento da música, a melodia e a harmonia suce-

---

[2] Horatio Costa, "New Age Music, Cosmic Sounds, and the Music of the Spheres", *The Americam Theosophist* (Wheaton, IL: Theosophical Society of America, maio/junho de 1989), p. 65.

deram ao ritmo, evoluindo à medida que a nossa percepção e que a nossa sensibilidade evoluíam. À medida que fomos nos tornando cada vez mais cientes do Eu Superior, a música se desenvolveu de modo a poder atingir a pessoa no seu íntimo. O grau em que conseguimos ouvir a *alma* da música – o som dentro do som – é a medida da nossa percepção de Deus. A música com a qual nos relacionamos reflete a *nós mesmos*. Podemos mudar o "você" que é projetado envolvendo-nos em diferentes músicas capazes de provocar as mudanças desejadas. Certos sons e certos tons podem mudar a própria química do nosso corpo e elevar um baixo estado emocional a um estado alterado de consciência, por meio da sintonia desse instrumento que é cada um de nós.

Como foi mencionado anteriormente, poderia parecer que a música evolui à medida que nós mesmos evoluímos. As nações e as culturas se refletem em suas músicas. No entanto, de um outro ponto de vista, Cyril Scott, que recebeu ensinamentos canalizados do Mestre Koot Hoomi, disse: "Uma inovação no estilo musical tem sido, invariavelmente, seguida por uma inovação na política e na moral. O declínio da música, no Egito Antigo e na Grécia Antiga, foi seguido pelo completo declínio das civilizações egípcia e grega."[3] Ele prossegue afirmando que a música é uma força mais poderosa na modelação do caráter do que os credos religiosos ou as filosofias moralistas, e que há sempre uma influência indireta, ou até mesmo direta, da música sobre as pessoas. Desse modo, é questionável afirmar se uma mudança na sociedade e na política vem em primeiro lugar e a seguir produz a música resultante, ou se as mudanças musicais são produzidas primeiro, induzindo, dessa maneira, mudanças culturais e sociológicas. Há, sempre, diferenças de opinião em qualquer premissa filosófica, mas estudando a histó-

[3] Cyril Scott, *Music: Its Secret Influence Throughout the Ages* (Londres: Aquarian Press, 1958), p. 42.

ria e nosso contínuo desenvolvimento, poderemos, algum dia, atingir a verdade.

Ao trabalhar com música, é muito útil que você conheça a sua nota fundamental. Quando você tiver descoberto o seu tom, deverá fazer uso apropriado dele entoando ou tocando essa nota para alcançar o equilíbrio total. Entoar o som AUM em sua nota pessoal pode exercer um efeito muito poderoso sobre todo o seu ser – em todos os níveis.

Reconhecer que cada pessoa e que cada objeto tem a sua própria nota fundamental pode responder por uma mistura de personalidades. Se as notas produzem dissonância, há então desarmonia entre essas pessoas ou objetos. "Quando a humanidade tiver desenvolvido a clariaudiência, junto com a capacidade para determinar a nota fundamental de toda pessoa ou coisa, então os amigos, ou lugares e as posições serão selecionados de acordo com a compatibilidade tonal básica."[4]

Com base nos antigos ensinamentos da sabedoria, aprendemos que os velhos sábios *conheciam* como determinar a nota fundamental do indivíduo e o planeta que lhe estava associado. Então, essas energias podiam ser utilizadas para uma "afinação" do "instrumento". Esse conhecimento ainda está disponível para aqueles que se sintonizam com o Eu Superior e aprendem a ouvir intuitivamente.

Nossas muitas leituras dos ensinamentos de Edgar Cayce nos levaram a aprender que a civilização dos atlantes era muito avançada e utilizava a música que, provavelmente, era uma combinação de influências orientais e ocidentais. Cayce também relatou que uma forma de eletricidade era conhecida por essa cultura. Tinha vibrações muito altas, e essa energia elétrica era utilizada em várias técnicas de cura. A música da antiga Índia, de acordo com Cayce, era composta em quartos de tons, que eram utilizados em cantos e

[4] Corinne Heline, *Healing and Regeneration*, p. 11.

produziam um estado elevado de consciência.[5] Para nós, esses quartos de tons pareceriam estar fora de sintonia. Comparando músicas, aprendemos que a música do antigo Egito era, usualmente, em terças de tons – que ajudavam mais o desenvolvimento mental do que o espiritual.

Muitas dessas antigas culturas conheciam e faziam uso da cor, da música e de outras formas de arte no processo do desenvolvimento espiritual. Grande parte dessa herança perdeu-se durante um certo tempo e agora está sendo trazida de volta para a nossa lembrança, felizmente com conhecimentos e com ferramentas adicionais para a cura e para o moderno crescimento espiritual.

No entanto, há diferentes sistemas tonais não só nas *antigas* culturas, mas também nas atuais. Muitas escalas tonais são reconhecidas logo na infância (talvez antes mesmo do nascimento – na fase intra-uterina). No entanto, há também agrupamentos de notas ou de melodias que são considerados quase universais. Por isso, devemos aprender a apreciar onde e quando essas diferenças ocorrem, e a fazer ajustes necessários em nossa abordagem da terapia por meio da música de modo que esta possa, de fato, continuar a ser a "linguagem da alma".

Afirma-se que a música tem poder para acalmar as feras, e, como sabemos, o rei bíblico Davi utilizava a terapia por meio da música para acalmar o rei Saul tocando a sua harpa. Atualmente, sabemos muito mais a respeito das propriedades curativas da música.

O uso da música sobre o timo é outro exemplo dessas energias curativas. Essa glândula é muito importante no controle da energia vital do corpo. Por isso, uma vez que a música tem um potencial tão grande para estimular as forças vitais, devemos aplicá-la, junto com a cor, para ajudar o funcionamento do timo. O timo é um elo

---

5 Edgar Cayce, *Readings: The Searchlight* (Virginia Beach, VA: A.R.E., dezembro de 1960), p. 2.

entre a mente e o corpo. Desse modo, à medida que focalizamos as energias da música e da cor nessa direção, seremos capazes de equilibrar e de energizar essa conexão mente/corpo.

O som, obviamente, tem um poder tremendo, que era conhecido pelos antigos Mestres. Há muitas referências a esse respeito. Um exemplo é a derrubada das muralhas de Jericó, mencionada na Bíblia. Durante seis dias, homens marcharam ao redor da cidade, soprando através de chifres de carneiro. No sétimo dia, os homens sopraram uma rajada vigorosa, em uníssono, e as muralhas se desagregaram. Ainda mais importante, quando consideramos o *som*, é o fato de que o mundo, no princípio, foi criado por Deus ao pronunciar o Verbo, ou som criativo.

Podemos utilizar uma gama tão grande de música clássica e de música *New Age* na nossa cura que deveríamos familiarizar-nos com essas ferramentas que estão à nossa disposição. Que tipo de música estimula a sua centelha criativa? Que tons trazem paz à sua alma? Você consegue se comunicar através da música? Então, *use* os tons e as composições que expressam você e permita que essas energias maravilhosas o preencham e o inundem com a sua beleza e com o seu poder de cura.

À medida que entrarmos na próxima fase da evolução do nosso planeta, a música e a cor desempenharão, indubitavelmente, um papel muito significativo. Uma atmosfera mais pacífica e espiritualmente mais enlevante prevalecerá, tão logo um número maior de pessoas se sintonize com essas vibrações mais elevadas de cura e de equilíbrio.

3
As cores e a aura

As belas cores e a bela música têm, ambas, um impacto significativo sobre a nossa vida. As cores produzem um efeito que está acima e que vai além das respostas visuais. Imagine que você é conduzido – com os olhos vendados e com todos os estímulos externos e sensoriais ausentes – até um quarto alegre, de cores vibrantes. A seguir, da mesma maneira, sinta que está sendo conduzido para uma cela de prisão, com paredes e móveis pardacentos e sem cor. Você sentiria a diferença entre esses dois compartimentos, independentemente do fato de que não poderia vê-los? Sim. As cores, assim como todas as outras coisas que há no mundo, emitem freqüências vibratórias que alcançam você de vários modos.

Você sente, escuta e vê com muitas partes do seu corpo. As próprias células da sua pele podem captar vibrações auditivas ou visuais sem o uso dos ouvidos e dos olhos. Helen Keller é um exemplo maravilhoso desse fato. Uma das maneiras pelas quais ela era capaz de "ver" e de experimentar um espetáculo de dança consistia em colocar as mãos sobre o chão e *sentir* as vibrações e os ritmos dos dançarinos.

Os cegos podem aprender a ver as cores pelo tato; os dedos desenvolvem uma sensibilidade que pode distinguir essas diferenças. Foram realizados experimentos na Bulgária utilizando-se a técnica soviética da "visão pela pele". As crianças escolhidas para esse teste eram cegas de nascimento ou desde o início da infância. Muitas delas foram imediatamente capazes de distinguir cores e figuras geométricas graças à visão pela pele. Outras crianças cegas também foram capazes de detectar cores e figuras após algum treinamento.[1]

À medida que você examina o significado mais profundo, esotérico, da cor, compreende que o uso de várias cores pode ajudar a elevar a consciência espiritual, pode acalmar as emoções e, efetivamente, trazer benefícios psíquicos para o corpo. Você pode, literalmente falando, mudar o seu mundo fazendo um uso melhor (e tornando-se mais ciente) das maravilhosas energias cromáticas que nos estão disponíveis.

As sete cores do espectro são utilizadas como ferramentas básicas no trabalho do cromoterapeuta. No entanto, há misturas dessas cores – como, por exemplo, o turquesa (azul e verde), o magenta (púrpura e vermelho), o ametista, o coral e o pêssego – que também podem ser muito benéficas.

É preciso considerar também as cores fora do espectro, tais como o marrom, o bege, o cinza e o preto. Essas cores, freqüentemente, indicam medo, insegurança, necessidade de se esconder do mundo e, muitas vezes, materialismo.

Certos tons de bege e de cinza, quando combinados com tons prateados ou róseos, *podem*, às vezes, ser usados de forma benéfica, pois assim o efeito negativo de uma cor completamente escura seria menor. No entanto, um cinza ou um bege foscos podem ter

---

[1] Sheila Ostrander e Lynn Schroeder, *Psychic Discoveries Behind the Iron Curtain* (Englewood Cliffs, NJ: Prentice Hall, 1970), p. 290. [*Experiências Psíquicas Além da Cortina de Ferro*, Editora Cultrix, São Paulo, 1974.]

um efeito muito depressivo e muito extenuante. Um marrom quente e vivo freqüentemente indica bons relacionamentos humanos e uma afinidade com a terra, enquanto que um marrom fosco pode significar uma atitude materialista.

O preto, às vezes, é a escolha feita quando você está se voltando para dentro – talvez enquanto uma nova idéia está surgindo. Todas as coisas germinam primeiro na escuridão. No entanto, tudo, finalmente, acaba vindo à luz. O preto pode também indicar uma necessidade de se esconder, seja de você mesmo ou de outras pessoas. Se essa é sua cor preferida, isso pode significar que você não está aceitando as responsabilidades do caminho por você "escolhido" na vida.

No entanto, essas cores escuras nem sempre são prejudiciais ou negativas. Elas podem estar servindo a uma finalidade útil. Ocasionalmente, pessoas de consciência espiritual muito elevada podem usar roupas simples de cores escuras. Isso pode ser feito para "ligar à terra" essas pessoas espiritualmente elevadas. Cores escuras também podem ser utilizadas por indivíduos hipertensos que precisam reduzir o tom do sistema nervoso. Todos nós necessitamos às vezes nos ligar à terra, e as cores escuras podem trazer equilíbrio num determinado momento. A avaliação individual é extremamente necessária. As pessoas não deveriam fazer afirmações vulgares, tais como: "o preto é ruim" e "o azul é belo". No entanto, o uso exclusivo de qualquer cor deve ser reconhecido como significativo para a revelação de desequilíbrios.

Considerando as luzes do espectro, o preto é a ausência de todas essas cores, e o branco é o equilíbrio perfeito dessas luzes. O branco sempre pode ser utilizado para proteção, para cura e para iluminação espiritual. Em muitos casos, no entanto, pode haver necessidade de mais energia de uma cor específica. Por isso, cada cor desempenha o seu papel e é necessária para o todo. Tem-se afirmado que em eras passadas percebíamos apenas quatro cores – vermelho, preto, branco e amarelo. Agora, à medida que os seres humanos evoluem, vamos nos tornando capazes de perceber muito mais cores porque, conforme aumenta a nossa percepção interior, nossa visão também se desenvolve.

Uma explicação sobre as várias cores do espectro foi dada no Capítulo 1 e, mais detalhadamente, nos capítulos referentes a cada cor específica. Consulte também a Tabela 1, para comparações.

Ao considerar a aura, reconheçamos nela um amálgama de energias cromáticas irradiadas de nossos vários corpos. A aura que pode ser mais facilmente percebida provém do corpo etérico. Esse "corpo" é, com freqüência, denominado "duplo etérico", pois não é um corpo em si mesmo, mas uma "cópia em papel carbono", poderíamos dizer, do corpo físico. É também chamado de a aura da saúde, pois é através dessa substância etérica que as energias provenientes do Sol atingem o nosso corpo físico, e a cor ou as cores que emanam desse corpo etérico, se interpretadas corretamente, indicam o nosso estado de saúde.

Os clarividentes, que podem enxergar mais facilmente do que as pessoas comuns, podem ver a aura, utilizando-a como um instrumento para diagnóstico. Freqüentemente, podem ser observados "buracos", que significam alguma espécie de desequilíbrio. No entanto, não basta apenas ver o campo áurico; deve-se saber como interpretar as cores que aparecem, e também considerar essas cores que vão surgindo, em relação com as cores que estão ausentes. O trabalho de cura pode ser feito sobre a própria aura, e isso pode impedir que um desequilíbrio se manifeste no corpo físico, se o trabalho for realizado a tempo.

Embora as radiações coloridas provenientes do corpo etérico sejam as mais facilmente observáveis, vibrações coloridas também emanam dos corpos astral, mental e espiritual. Essas emanações possuem uma qualidade luminosa tal que não são facilmente vistas. Suas cores se entrelaçam e mudam constantemente, dependendo de transformações que ocorrem nos níveis mental, físico e emocional dentro do indivíduo.

Cada ser humano tem uma cor básica, e esta deve necessariamente permanecer na aura durante toda a sua vida. Outras cores vão e vêm na medida em que nos movemos para trás e para a frente em nossas fases emocionais e físicas. No entanto, sua cor pessoal representa *você* e é sempre sua. Se pudéssemos ler a aura refletida pelos sete corpos do indivíduo, ela nos mostraria a totalidade da vida de uma pessoa. "Falando de maneira concisa, é uma emanação sutil, superfísica, que circunda uma pessoa sob a forma de uma névoa luminosa de nuvens... Ela revela o seu caráter, a sua natureza emocional, a sua capacidade mental, o seu estado de saúde e o seu desenvolvimento espiritual."[2]

Tudo na natureza irradia uma aura. Esse fato foi cientificamente comprovado por muitas pessoas. De especial importância é o trabalho do dr. Kilner, que inventou uma espécie de anteparo de vidro através do qual a aura pode ser vista com mais facilidade. É também de importância significativa o desenvolvimento da fotografia Kirlian, um método de produzir fotos a partir da ação de correntes de alta freqüência, que mostra a aura das plantas bem como a dos seres humanos.[3] Se estamos abertos aos relatos dos clarividentes autênticos, então esses relatos também oferecem comprovação.

A aura tem forma oval e estende-se além do corpo em relação direta com o nosso desenvolvimento em todos os níveis. Quanto maior for o nosso crescimento, mais amplas e mais luminosas serão as cores da aura. Quando passamos pela experiência da morte, a aura começa a se desvanecer e desaparece quando o cordão de prata é rompido.

Temos de ser muito perceptivos quando lemos uma aura, pois muitas coisas devem ser levadas em consideração – o posicionamento de uma cor ou cores, a intensidade e o amálgama das cores

---

[2] S. C. J. Ousely, *The Power of the Rays* (Londres: L. N. Fowler, 1951), p. 24.

[3] Stanley Krippner e Daniel Rubin, orgs., *The Kirlian Aura* (Garden City, NY: Anchor Press, 1974), p. 35.

e a predominância de uma cor sobre outra. Deve-se fazer uma cuidadosa avaliação de tudo isso antes de se poder chegar a uma apreciação e a um diagnóstico precisos. Aprendendo as características energéticas de cada cor e, a seguir, desenvolvendo a capacidade de *ver* a aura, podemos determinar muitas coisas sobre o seu potencial e sobre as áreas onde se manifesta a necessidade de cura. Por exemplo, se a cor observada é um amarelo brilhante e claro, isso, provavelmente, indicará uma pessoa com bom intelecto; um azul-claro ou um violeta poderiam significar motivação espiritual elevada; um vermelho escuro e turvo significaria uma personalidade luxuriosa ou materialista.

Os campos áuricos dos vários corpos se entrelaçam e são claramente distinguíveis por meio da percepção intuitiva. Não somente as cores do espectro aparecem na aura, mas também misturas dessas cores e, com freqüência, cores que não estão presentes no espectro, tais como o preto, o marrom ou o cinza. Como foi mencionado anteriormente, as emanações áuricas estão em constante movimento e mudam incessantemente à medida que mudamos.

Ao tentar ver a aura, imagine que essas radiações são semelhantes às ondas de calor que você poderia ver elevando-se, trêmulas, da calçada num dia quente de verão. Se você não consegue ver a aura, mas quer saber sua extensão, sinta sua presença mantendo as mãos próximas do corpo físico, mas sem tocá-lo, e perceba as mudanças de energia, de distância, de calor e de frio. Se você é adepto do uso do pêndulo, este poderia ser um outro meio de medir, se não de ver, a aura. Talvez você possa *sentir* as cores ao redor de uma pessoa sem a ajuda do olho físico.

Se você quer tentar ver a aura, peça a alguém para se colocar em pé contra uma parede clara de um quarto iluminado apenas por uma luz suave, e olhe para a periferia da cabeça e dos ombros. Não se esforce nessa tentativa de observação. De início, é possível que você veja apenas luz, mas, à medida que for trabalhando com esse conceito, provavelmente começará a perceber uma mudança na cor ao redor desse indivíduo. Isso pode ser desenvolvido, se você perseverar, mas tente não forçar. Deixe que esse processo se desenvolva no próprio tempo que lhe é adequado. Depois que você se tornar mais habilidoso nessa tarefa, tente realizá-la num quarto sem nenhuma luz.

Tudo que tem vida tem uma aura. E o que é que não tem vida, num grau maior ou menor? Aprenda a olhar para as árvores, para as flores e para os animais, bem como para as pessoas. Comece permitindo que sua visão interior e exterior se abra mais amplamente de modo que você consiga ver as energias mais sutis da vida. À medida que você crescer espiritualmente e aprender a controlar suas emoções e seus pensamentos, sua aura produzirá cores belas, iridescentes e luminosas, evoluindo, finalmente, até aquela luz pura do Espírito que é a meta suprema.

Lembre-se: para aqueles que podem ver, sua aura está se mostrando!

4
Vermelho

À medida que começamos a refletir sobre as maravilhosas energias espirituais que a música e a cor podem nos proporcionar, vamos também descobrindo a finalidade de cada cor do espectro. Além disso, pense a respeito de todas as grandes composições musicais, tons simples e diversas harmonias que podem nos elevar, nos inspirar e, efetivamente, *mudar* o nosso ser. Reconhecendo que os raios coloridos e que os sons musicais têm uma correspondência vibratória direta uns com os outros, podemos então utilizar essas energias para o nosso benefício – para obter resultados positivos.

O vermelho, a primeira cor do espectro, está relacionado com o primeiro chakra ou chakra da raiz e com a nota musical dó na oitava média. Representa a nossa energia vital – o sangue.

O estímulo físico que a cor vermelha oferece não é confortável para todas as pessoas. Para algumas, ela pode energizar de uma maneira positiva, produzindo um aumento de circulação no corpo. Para outras, no entanto, pode ser excessivamente estimulante, desagradável e até mesmo ofensiva. Todos nós reagimos aos estímulos do momento de acordo com o nosso nível de receptividade

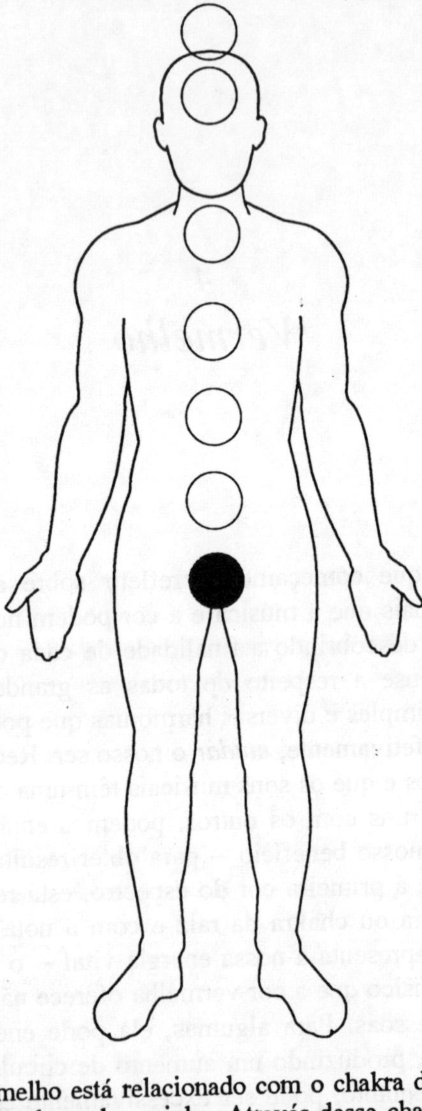

Figura 1. O vermelho está relacionado com o chakra da raiz (o primeiro chakra) situado na base da espinha. Através desse chakra, a porção vermelha da luz branca pura ingressa no corpo. Ambas estão relacionadas com a nossa força física.

nesse momento. Naturalmente, haverá diferentes respostas às cores e à música, embora haja generalidades que podem ser expressas para cada uma dessas energias.

Se observarmos cuidadosamente o que os nossos corpos e as nossas emoções estão nos dizendo, saberemos o que nos é benéfico e o que nos é prejudicial. As pessoas que reagem de uma maneira positiva ao vermelho seriam dotadas, sem dúvida, de alta energia e de muita independência. Por outro lado, tais pessoas também poderiam ser repelidas pelo vermelho, pois esta cor estaria apenas acrescentando mais "lenha na fogueira", proporcionando estímulo onde ele não é necessário, devido ao alto nível de energia que já se acha presente dentro delas. Tais pessoas estariam negando a sua energia natural se usassem mais vermelho no seu vestuário ou se mantivessem essa cor ao seu redor.

Justamente por isso, as pessoas que são muito apáticas e/ou muito desanimadas não deveriam ser expostas *imediatamente* ao vermelho, pois isso representaria um choque muito grande desferido sobre o seu sistema. A essas pessoas, a energia cromática deveria ser incrementada gradualmente, de modo a atingi-las, de início, numa intensidade compatível com o seu nível atual, aumentando a seguir essa intensidade, talvez utilizando alguns tons de amarelo, seguidos pelo laranja, e, finalmente, aplicando o próprio vermelho, se isso for o mais indicado.

Imagine-se agora num compartimento no qual você está completamente rodeado por um vermelho brilhante, claro e estimulante. Visualize a parede, o teto, os tapetes e todo o mobiliário revestidos com esse vermelho. Como você se sente? Agora, ao mesmo tempo, ouça uma marcha de Sousa ou algo igualmente vigoroso e rítmico. Se, no momento, você não puder ouvi-la numa vitrola ou gravador, talvez esteja suficientemente familiarizado com alguma música de marcha para conseguir ouvi-la com o seu ouvido interior. O que isso proporciona a você?

Pouco depois, pegue um pedacinho de alguma coisa vermelha

e mantenha-o nas mãos, ou coloque-o na parte inferior do pé onde há terminações nervosas. Perceba se você sente energia, talvez num grau diferente com relação à experiência anterior.

Essas experiências podem ajudar a diferenciar entre uma superabundância, ou uma quantidade excessivamente energizante, de uma certa cor, e uma mera sugestão dessa mesma energia. É essencial pensar em termos de *equilíbrio* e de *moderação* em qualquer espécie de tratamento. O vermelho, em particular, devido ao seu poder estimulante extremamente vigoroso, deve ser utilizado *com muito cuidado*, e cada pessoa a quem você possa estar aplicando esse tratamento com o vermelho deve ser avaliada numa base individual.

Essa avaliação pode ser efetuada psiquicamente, com um teste muscular (veja o capítulo sobre técnicas) ou aplicando-se o vermelho na pessoa e observando os resultados. Se o vermelho faz os pacientes sentirem calor, irritação e excesso de estímulo, então é óbvio que essa cor é forte demais ou desagradável demais para elas. Por outro lado, se podem sentir as vibrações dessa energia fluindo através de si mesmas, se sentem calor e força, então o vermelho lhes é adequado.

Um ''tratamento'' pode consistir na aplicação da cor necessária utilizando-se lâmpadas coloridas, bebendo-se água solarizada com essa cor, utilizando-se a cor selecionada na decoração do lar ou nas roupas, inspirando-se a cor e/ou visualizando-a circundando e inundando completamente os pacientes.

Nos capítulos referentes à música e às técnicas, discutimos a respeito da necessidade de descobrir nosso tom musical particular. Da mesma maneira, cada um de nós tem um raio cromático, indicando nosso caminho no decurso da vida. As pessoas que trilham o caminho vermelho manifestarão vigorosas energias físicas, independência de caráter, iniciativa e vitalidade. Estarão, sem dúvida, envolvidas em trabalhos de natureza física. Uma vez conhecidos a cor e o som básicos, as pessoas podem dispor de uma melhor compreensão de si mesmas e de seu potencial. Conhecem, também, quais as cores adicionais que devem ser misturadas com essa cor individual. As cores adicionais podem ser combinadas de modo a proporcionar à totalidade do nosso ser um equilíbrio melhor. A cor *complementar* do nosso verdadeiro raio cromático deve ser utilizada para nos ajudar a absorver as qualidades que o raio representa.

Uma vez que o vermelho é principalmente um energizador *físico*, consideremos algumas das condições para as quais essa cor pode ser benéfica. Baixa pressão arterial, anemia, artrite, enfisema e circulação deficiente podem, com freqüência, melhorar graças à aplicação do vermelho. Uma condição crônica do seio nasal, ou qualquer problema onde haja uma congestão e/ou uma rigidez, pode melhorar com o uso dessa cor penetrante e estimulante, que é capaz de romper e de desintegrar depósitos calcificados e formações semelhantes. Deve-se, no entanto, enfatizar que o vermelho é uma cor que precisa ser utilizada com prudência, devido à intensidade de suas vibrações. Onde o vermelho *poderia* ser levado em consideração, o laranja ou o amarelo talvez constituam a melhor escolha. Mais uma vez, a avaliação individual é extremamente necessária.

O vermelho se relaciona com o chakra da raiz situado na base da espinha, na área do cóccix. (Consulte o glossário para mais esclarecimentos.) Essa é a área através da qual aquela parcela determinada (o vermelho) da pura luz branca do Espírito entra no corpo. Cada cor é uma individualização da luz universal e chega até nós em várias freqüências vibratórias por intermédio dos centros psíquicos (comparáveis aos sete principais centros glandulares) no nosso corpo, sendo que cada cor se relaciona com um determinado centro.

Um ponto importante que deve ser lembrado é que uma cor no seu centro específico pode ou não ser utilizada para a cura nessa área específica. O vermelho, por exemplo, sendo uma cor tão estimulante, não deveria ser utilizado para o tratamento do câncer na área das gônadas, uma vez que ele somente estimularia o crescimento. No entanto, se esse próprio chakra necessita de estímulo, então sua própria cor (vermelho) poderia ser utilizada. Cada cor em seu chakra representativo deveria ser utilizada para motivar *somente* quando o equilíbrio é necessário – e não para energizar excessivamente.

A relação entre o vermelho e a música está na escala do dó, ou com a nota dó na oitava média. A entonação do tom relacionado, a execução de um instrumento ou a audição de uma composição nessa escala podem aumentar as energias quando se trabalha com uma cor.

MARCHA MILITAR *Schubert*

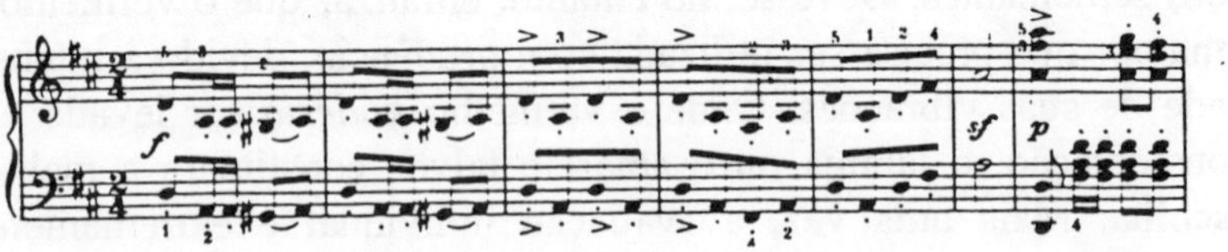

Em casos raros, o vermelho poderia ser utilizado em alguma pessoa que tivesse muita raiva reprimida. Recorrendo a um breve tratamento com o vermelho, o terapeuta poderia estabelecer uma relação harmoniosa com essa pessoa. Ao mesmo tempo, poder-se-ia ajudar o paciente a expressar sua raiva oculta, pois o vermelho poderia atuar como um agente desencadeador. Depois dessa breve aplicação do vermelho, deveria ser empregada uma cor mais suave e mais relaxante e, portanto, mais reconfortante. Esse tipo de tratamento deve ser levado em consideração somente depois de feita cuidadosa avaliação, ao mesmo tempo em que esteja sendo proporcionado ao paciente muito apoio e aceitação.

Podemos encontrar manifestações do vermelho na Natureza – folhas lindamente coloridas no outono, belas rosas vermelhas, as várias nuanças de vermelho nas penas dos pássaros. Todos esses exemplos mostram-nos algumas das muitas variedades de uma cor básica, oferecendo-nos outro sentimento dessa cor e das muitas maneiras pelas quais ela pode ser utilizada e desenvolvida.

Suas respostas à cor podem diferir de acordo com seu estado de ânimo, com sua saúde física e com seu estado emocional. Suas emoções e seus pensamentos são tão variados quanto as gradações e os matizes das cores. Como você reage, por exemplo, quando olha para uma bela folha de bordo que pode ser observada no outono, em comparação com a sua resposta a um vestido de cor vermelha viva que pende de um cabide de roupas? Você vê vermelho no céu, talvez com reflexos na água? De que tipo de vermelho você gosta e *quando* você gosta dele?

Estude as suas preferências, as suas aversões e as suas relações com essas várias experiências e você se conhecerá melhor.

Música Vermelha

Clássica	*New Age*
Marcha Militar de Schubert	Música de Marte de *Os Planetas* de Holst
Marchas de Sousa	*On the Edge* de Micky Hart
A Dança do Marinheiro da Suíte do balé *Papoula Vermelha* de Glière	*Diga Rhythm* de Micky Hart

5
Laranja

Para experimentar o laranja, a segunda cor do espectro, sinta-se envolvido por um revestimento laranja semelhante a um casulo. Deixe-a permear o seu ser, e tente permanecer cônscio da maneira como você reage a ela.

Esta é uma cor quente, revigorante e nutridora, e, se utilizada adequadamente, pode revitalizá-lo. No entanto, o laranja, assim como o vermelho, pode ser estimulante demais para algumas pessoas, pois é uma cor de elevada freqüência energética. E, como o vermelho, também deve ser utilizada com cautela.

No nível físico, a cor laranja pode, com freqüência, ajudar em casos de anemia, de artrite, de diabetes e de congestão ou de rigidez de qualquer espécie. Tem sido empregada com sucesso na eliminação de depósitos de muco e na fragmentação de depósitos de cálcio. A prisão de ventre pode ser aliviada com uma aplicação do laranja.

Nos níveis mental e emocional, o laranja pode, freqüentemente, livrar as pessoas da depressão e trazer autoconfiança e coragem àqueles com baixa auto-estima. É uma cor ''amistosa'' e ''expansi-

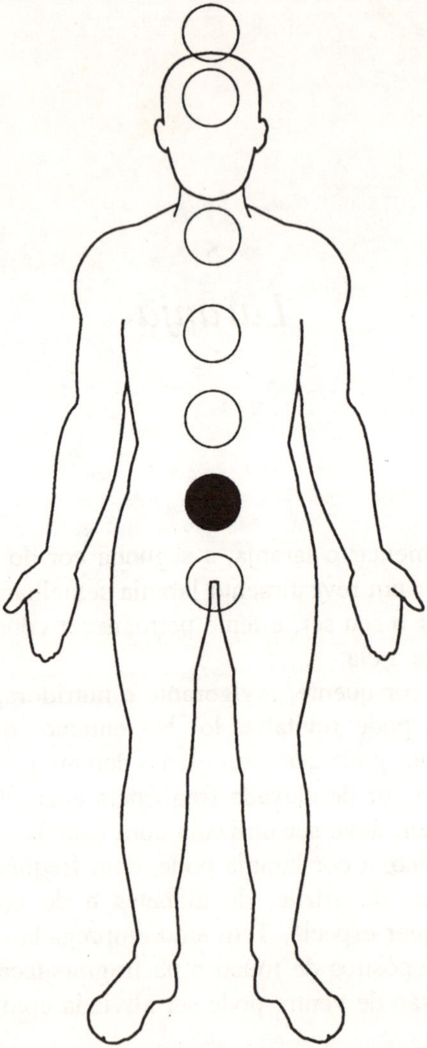

Figura 2. O laranja está relacionado com o chakra do sacro (o segundo chakra), associado com as glândulas supra-renais e com a área esplênica. Este centro é ativado pela parcela laranja da luz branca pura.

va'' e ajuda a dar motivação quando esta se fizer necessária. Esta cor pode ser considerada um agente liberador, pois é capaz de ajudar a aliviar bloqueios mentais e emocionais, bem como ansiedades e medos reprimidos. Pode, também, ajudar a dar estabilidade ao caráter. ''O efeito do laranja sobre a mentalidade consiste em ajudar a assimilação de novas idéias e a induzir iluminação mental com um sentimento de libertação em face das limitações.''[1]

O tom musical correspondente ao laranja é o ré da oitava média, e os acordes nessa escala. O centro glandular correspondente é a área esplênica, o centro do corpo que recebe a porção laranja da Luz Universal.

Uma pessoa no caminho laranja pode estar envolvida em trabalho de natureza física, mas também poderia ser alguém que utiliza sabedoria em tudo o que faz. A sabedoria é uma das principais características dessa cor. Essas pessoas seriam muito extrovertidas e prefeririam trabalhar com grupos, em vez de fazê-lo na base de um-para-um. Elas teriam (ou *deveriam* ter, se estivessem sintonizadas com a sua escala básica) um senso de auto-respeito e de orgulho em suas realizações. O aspecto negativo dessa energia significaria uma ênfase exagerada no ego pessoal. Isso é algo que as pessoas ''laranja'', de mente positiva e orientadas para o sucesso, deveriam observar!

Compreendendo que escolhemos ou que concordamos em aceitar o nosso caminho na vida, devemos em seguida entender que as características desse caminho particular devem ser desenvolvidas e utilizadas até o seu pleno potencial nesta encarnação. Tendo a nossa cor ao nosso redor, respirando-a, usando-a freqüentemente em nossas roupas – tudo isso aumentará a nossa capacidade para desempenhar nossas funções como pessoas do raio laranja. Outras cores serão e deverão ser utilizadas quando houver necessidade de

---

[1] Roland Hunt, *The Seven Keys to Color Healing*, p. 57.

DANÇA HÚNGARA Nº 5 *Brahms*

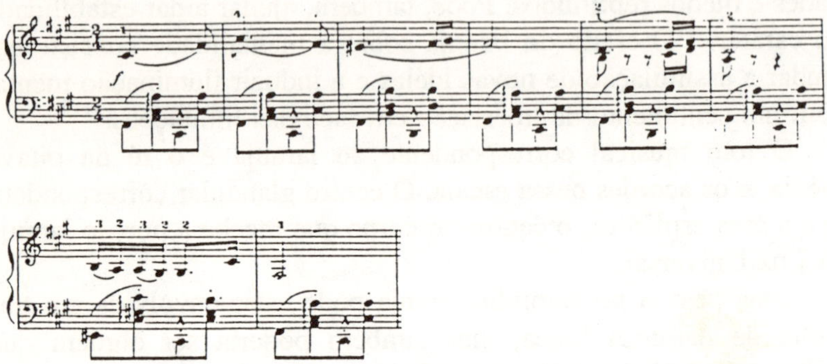

uma determinada vibração energética. Nenhuma cor deve ser utilizada com exclusão de todas as outras.

Da próxima vez que estiver enfrentando uma situação estressante, tente vestir alguma coisa de cor laranja e a mantenha ao seu redor para lhe dar coragem e um sentimento de autovalorização. A seguir, toque alguma música dotada do estado de ânimo enobrecedor e feliz da cor laranja e *permita* que essas energias tragam mudanças positivas à sua perspectiva mental e emocional.

Ao tratar de outra pessoa, é preciso lembrar que o aconselhamento comumente é indicado como um instrumento suplementar. Quando isso parecer conveniente, o aconselhamento deve ser proporcionado na medida do possível, uma vez que os sintomas físicos são quase sempre reflexos de doença interna. O tratamento, como foi explicado no capítulo sobre a cor vermelha, pode empregar lâmpadas coloridas, que são focalizadas sobre o indivíduo, direcionando-se a luz aonde haja uma necessidade física disso.

Não somente ouvir música relacionada com a cor, mas também tocá-la e/ou cantá-la pode trazer grandes benefícios terapêuticos, pois então a pessoa como um todo estará participando desse tratamento de cura, e o próprio ato físico de participação pode aliviar bloqueios e reduzir a tensão.

Música Laranja

Clássica	*New Age*
Dança Húngara nº 5 de Brahms	*Winterfall Music* de Paul Warner
Habanera de *Carmen* de Bizet	Música de Júpiter de *Os Planetas* de Holst
Capriccio Espagnole de Rimski-Korsakov	*Eagle's Call* de Bruce Hurnow

6
Amarelo

A cor amarela do Sol, gloriosamente bela, é a terceira cor do espectro. Tome um banho de sol respirando, pensando e visualizando um fluxo de energia amarela através do seu ser.

Assim como o amarelo é a terceira cor do espectro, é também o terceiro centro psíquico, relacionando-se com o plexo solar e com uma glândula, o pâncreas. Esse chakra é a sede das emoções. Representa o nível "visceral" das nossas reações e, freqüentemente, se faz referência a ele chamando-o de cérebro médio. Os pensamentos e as emoções concebidas na mente são sentidos no plexo solar. É também considerado o grande cérebro do sistema nervoso. O amarelo tem uma tríplice função: 1) pode estimular o sistema nervoso; 2) lida com as emoções; 3) ativa as faculdades mentais.

Há energias físicas dentro do amarelo, mas, talvez – o que é ainda mais importante – haja freqüências vibratórias dentro dessa cor que afetam de maneira vigorosa a mente e as emoções. O amarelo deveria proporcionar à vida uma perspectiva feliz e ensolarada. Ao mesmo tempo – mas, talvez, sob diferentes condições

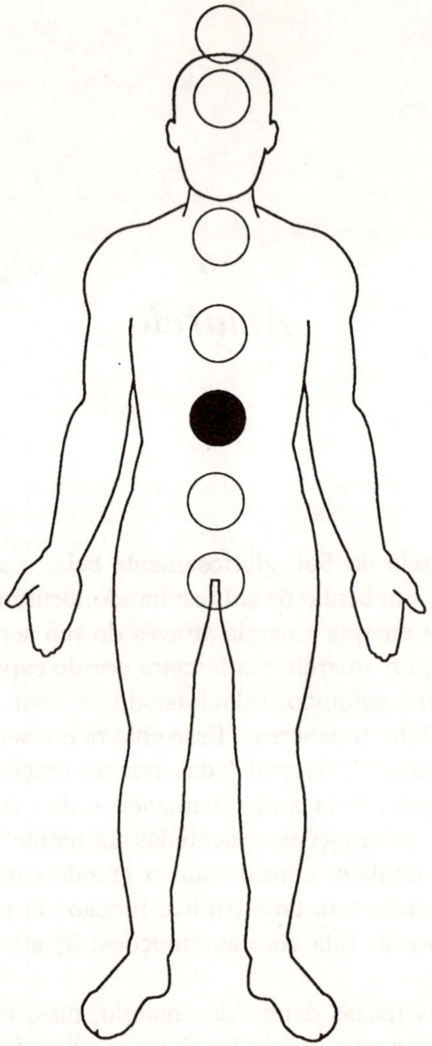

Figura 3. O amarelo está relacionado com o chakra umbilical (o terceiro chakra), identificado como a sede de nossas emoções e localizado na área do plexo solar e do pâncreas.

– essa mesma cor estimulará as células do cérebro e dará capacidade para estudar, para analisar e para desenvolver em nós a capacidade de pensar.

As pessoas que "entram" no raio amarelo seriam leitores, estudiosos e indivíduos que trabalham melhor na base do um-para-um. O trabalho mental seria uma das suas principais realizações. Deve-se tomar cuidado no que se refere ao controle emocional, pois isso pode, às vezes, representar um problema para aqueles que se acham no raio amarelo.

Sempre que algum trabalho mental muito intenso está para ser empreendido, vestir algo amarelo ou ser circundado por essa cor pode ser muito benéfico, pois ela efetivamente estimula as células cerebrais. Foram feitas pesquisas com um grupo de estudantes com baixos QIs. Esses estudantes foram separados em dois subgrupos diferentes. Um deles foi colocado numa sala com paredes e móveis de cor parda, muito monótona e sem brilho; o outro foi instalado numa sala com cores brilhantes e alegres, predominando o amarelo. Posteriormente, os estudantes foram novamente testados, e os que ficaram no subgrupo submetido a cores mentalmente estimulantes tiveram o seu nível de QI aumentado num grau considerável. Aqueles do outro subgrupo permaneceram no seu baixo nível original de inteligência.

O tom musical que corresponde ao amarelo é o mi na oitava média. Como nos casos das outras cores e de suas escalas representativas, essa nota pode ser entoada, improvisações na escala do mi podem ser tocadas, ou vibrações do amarelo podem ser recebidas a partir da audição de discos ou tocando-se um instrumento musical. Deixe as vibrações dessa energia trabalharem para você. Escute e sinta a resposta dentro de você.

De um ponto de vista físico, o amarelo pode ser benéfico no alívio da prisão de ventre, da artrite e de alguns problemas dos seios nasais, do fígado e do baço.

ARABESKE *Schumann*

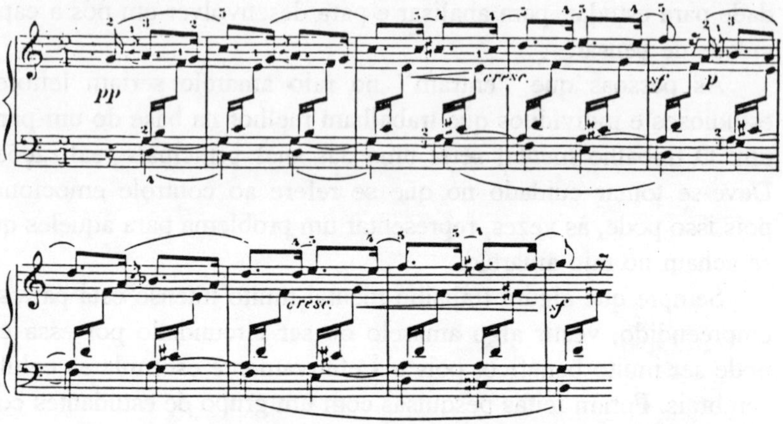

No nível mental, essa cor pode ser aplicada em leitores indolentes e pode ser muito eficaz em vários casos de retardamento mental.

Uma vez que a área do plexo solar é a sede das emoções, e que o amarelo é a cor relacionada com essa área, ele poderia, então, ser utilizado em muitos casos para acalmar conturbações emocionais e induzir um melhor equilíbrio. Assim como nos casos das outras cores, a luz amarela pode ser projetada sobre o plexo solar. Aspirar essa cor também pode ser muito eficaz para curar as emoções.

Música Amarela

Clássica	*New Age*
Arabeske de Schumann	*Lemurian Sunrise* de Warner
As Fontes de Roma de Respighi	*Dawn* de Steven Halpern
Concerto para Piano nº 26 de Mozart	*Kitaro Ki* de Kitaro

7
Verde

O verde, a tônica dominante da natureza, é a cor atual do nosso planeta. Representa uma fase evolutiva ao longo da qual o nosso mundo avança atualmente. Afirma-se que o planeta Terra já percorreu, em sua trajetória evolutiva, os três primeiros caminhos – os níveis vermelho, laranja e amarelo – indicando estágios de crescimento físico e mental. Agora, está no estágio médio, ou equilibrante, preparatório para o próximo passo, que se relaciona com o azul, indicando que a Terra está se preparando para ingressar numa dimensão mais alta e mais espiritual. Essa cor proporciona efetivamente repouso, tranqüilidade e paz para a alma. É necessária, atualmente, para preencher a lacuna entre os níveis mais ativos, ou físicos, e as fases espirituais.

Uma vez que o verde ocupa a posição média do espectro, consistindo numa mistura de amarelo, num dos lados, e de azul, no outro, é considerado o grande equilibrador. Por isso, pode ser freqüentemente utilizado para a cura em qualquer situação onde possa haver alguma dúvida quanto à energia cromática adequada de que se necessita. Esse verde da natureza pode ser maravilhosa-

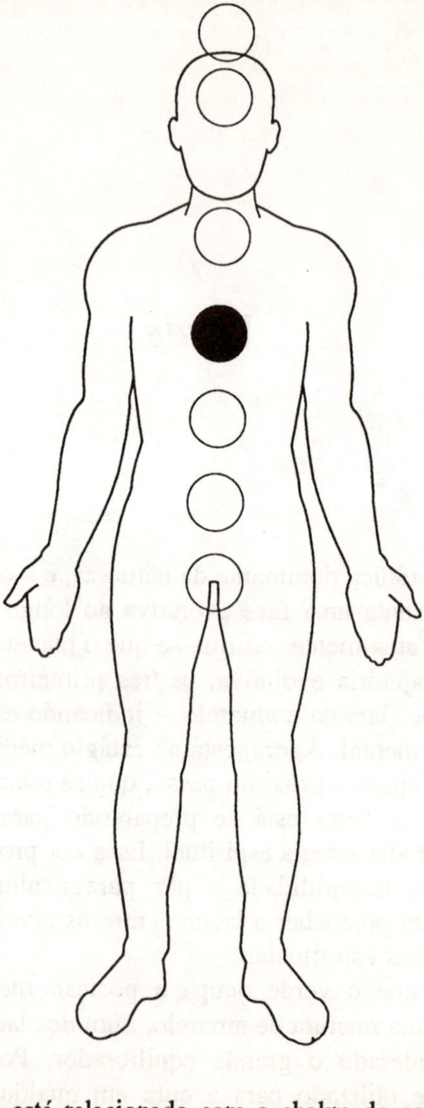

Figura 4. O verde está relacionado com o chakra do coração (o quarto chakra). Tanto a cor como o chakra têm que ver com a tranqüilidade e a capacidade de cura do indivíduo.

mente curativo. Para absorver suas grandes energias, procure repousar ao ar livre, em meio à beleza da natureza, sentindo e vivenciando essas vibrações naturais.

Outro meio de experimentar o verde consiste em se envolver num formoso e cintilante pedaço de tecido verde, e a seguir tocar uma fita e ouvir, por exemplo, a *Canção da Primavera*, de Mendelssohn, a Música de Netuno de *Os Planetas* ou *The Fairy Ring*. Esteja ciente do que essa energia do verde faz por você. Aprenda como receber essas energias no seu ser para obter equilíbrio e centralização. A música ''verde'', bem como a cor verde, podem trazer-lhe resultados maravilhosamente benéficos à medida que você permite que elas fluam através de você.

Sempre que se sentir tenso ou irritado, faça uma pausa, visualize a si mesmo envolvido numa bolha de luz verde e escute música relacionada com essa cor. Grande parte da música de Scriabin, e particularmente a de Debussy, relaciona-se bem com essa energia, pois esses compositores foram vigorosamente influenciados por Espíritos da Natureza. A música *New Age* também corresponde às vibrações da natureza, de coisas crescendo e de quedas d'água.

Como foi mencionado no Capítulo 1, o verde está relacionado com a escala de fá e é a cor que corresponde ao chakra do coração. Esse centro exerce uma forte influência sobre o sistema circulatório: desse modo, o verde, a sua cor, pode restaurar nervos cansados e produzir nova energia. É a cor do crescimento e de uma vida que se renova. Pode também ser utilizada como uma ajuda na reparação de ossos e na cura de furúnculos e de úlceras. O verde é uma cor tão calmante que pode trazer tranqüilidade ao sistema nervoso.

Sendo uma combinação de azul e de amarelo, o verde opera sobre o desequilíbrio na pressão arterial; o amarelo atua sobre o cérebro, revigora e equilibra a pressão, enquanto que o azul traz moderação e calma. Quando se fizerem necessários um maior estímulo e uma maior energia, o verde é, com freqüência, preferível a uma cor mais forte (tal como o vermelho ou o laranja), pois essas cores mais fortes podem ser excessivamente estimulantes para alguns indivíduos. Os ritmos cardíacos podem, freqüentemente, ser normalizados graças ao uso do verde, pois ele é um estabilizador. É interessante notar que a clorofila, a essência verde da natureza, está sendo utilizada atualmente para equilibrar a atividade do coração.

CLAIR DE LUNE *Debussy*

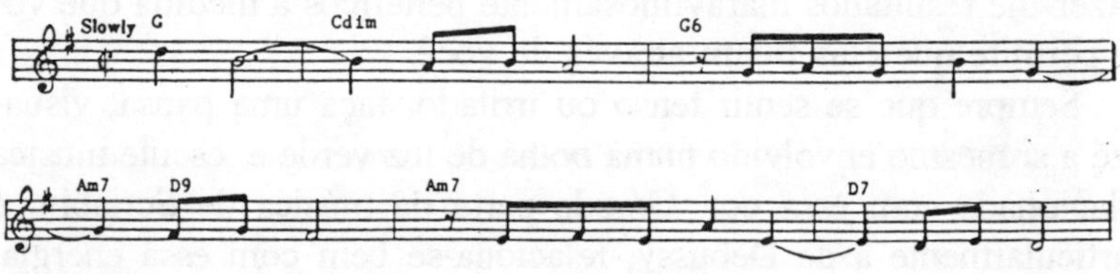

Se você é uma pessoa cuja cor básica é o verde, então terá, provavelmente, uma capacidade inata de cura e uma afinidade com a própria terra. Por exemplo, você poderá utilizar ervas no seu trabalho de cura. Se você é uma pessoa do "raio verde", você tem uma disposição calma e é capaz de se reenergizar caminhando descalço na grama ou encostando-se numa árvore para absorver suas vibrações e sua energia.

Lembre-se de que o verde é o grande equilibrador e pode ser utilizado em quase todos os casos sem provocar danos. Portanto, em caso de dúvida, tente o verde.

Ele me faz repousar em pastos verdejantes. (Salmo 23:2)

Elevo os olhos para os montes: de onde me virá o socorro? (Salmo 121:1)

Música Verde

Clássica	*New Age*
Melodia em Fá de Rubinstein	*Pan Flute* de La Mir
Concerto para Violino em Mi Menor de Mendelssohn	*Fairy Ring* de Mike Rowland
Clair de Lune de Debussy	*Ocean* de Larkin

8

Azul

O azul está relacionado com a escala de sol e é a quinta cor do espectro. Também está relacionado com o quinto chakra – ou o primeiro dos três centros superiores – e com a tireóide. Essa cor representa percepção espiritual, um sentimento de centralização em Deus; também significa sangue-frio, calma e paz interior. A pessoa azul aprecia a beleza das simplicidades da vida e da natureza.

Para as pessoas que têm necessidade de olhar para trás, para o passado, essa cor as ajudará a levá-las até lá, pois é uma cor reflexiva. Pode, também, ajudar as pessoas a dar passos à frente no caminho espiritual. Os aspirantes religiosos são, usualmente, pessoas do raio azul, pois a verdade, a devoção e a dedicação são qualidades do azul. "É por intermédio do azul que empreendemos a penetração nas profundezas misteriosas do mar ou nas remotas extensões do céu. Portanto, dizemos que Deus fala ao homem a respeito da Infinitude por meio da cor azul."[1]

[1] Corinne Heline, *Color and Music in the New Age* (La Canada, CA: New Age Press, 1964), p. 41.

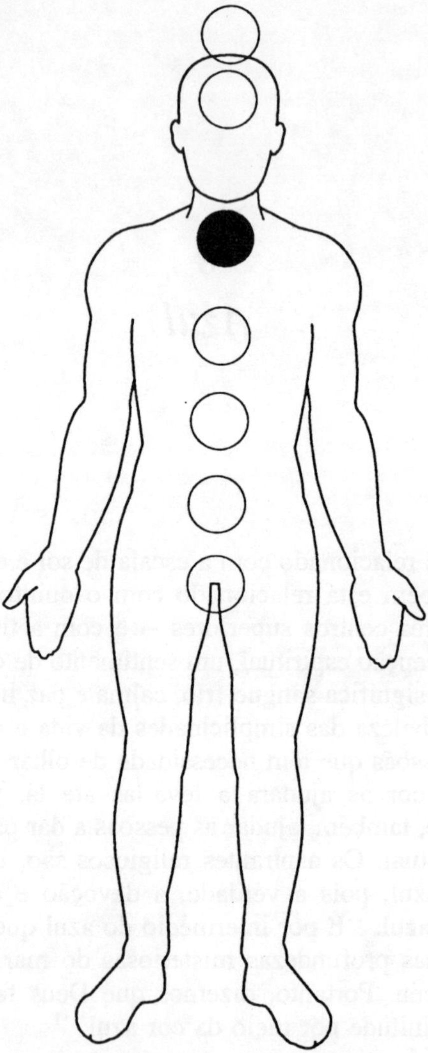

Figura 5. O azul está relacionado com o chakra da garganta (o quinto chakra), que é o primeiro dos três centros superiores e, por isso, representa percepção espiritual e paz interior.

O azul é uma cor eletromagnética refrigerante e, por isso, é considerada como um dos melhores anti-sépticos disponíveis. Essa grande cor purificadora tem-se comprovado eficaz em casos de erupções da pele. É excelente para o alívio de febres e de dores. Beber água solarizada com azul pode ajudar a eliminar infecções internas. Há muitas outras condições físicas que têm sido ajudadas por meio da aplicação da luz azul, ou do uso externo e/ou interno de água solarizada com azul. (Veja o capítulo sobre as técnicas.) A pressão arterial alta é freqüentemente estabilizada graças ao uso do azul. Essa cor pode ser benéfica para gargantas inflamadas, coágulos sangüíneos, acne, infecções da bexiga, pneumonia, náusea e queimaduras.

Alguns tumores cancerosos podem ser dissolvidos com aplicações de azul, pois essa cor é considerada um agente retardador e pode impedir o crescimento do tumor. Nunca utilize uma cor estimulante no caso de câncer, pois ela somente energiza a condição em vez de curá-la.

Pessoas hiperativas podem muitas vezes se beneficiar com o uso do azul, devido ao seu efeito calmante. Por outro lado, as pessoas letárgicas teriam uma resposta negativa ao azul, pois essa cor é excessivamente tranqüilizadora e calmante. Embora o azul tenha altas vibrações espirituais, seria, provavelmente, uma "tonalidade muito baixa" para pessoas com baixa energia.

Num nível mental ou espiritual, o azul pode ser de grande benefício para trazer a paz e proporcionar calma de espírito. Além disso, o azul pode oferecer uma ajuda na meditação. Absorvendo essas grandes vibrações espirituais, a consciência pode ser elevada até um grau muito mais alto.

As pessoas do raio azul provavelmente fariam uso acentuado da voz, pois essa cor está relacionada com a garganta. Essas pessoas poderiam ser cantores, professores ou conferencistas. Deveriam fazer tudo na vida movidos por pura motivação, falando somente a verdade e desejando somente realizar a vontade de Deus.

Isso não implica, necessariamente, trabalho religioso, *per se*, mas sim o fato de que as pessoas que seguem o caminho azul têm um motivo para servirem e para serem honestas em tudo com o que lidam, independentemente do tipo de trabalho em que poderiam estar envolvidas.

AVE MARIA *Schubert*

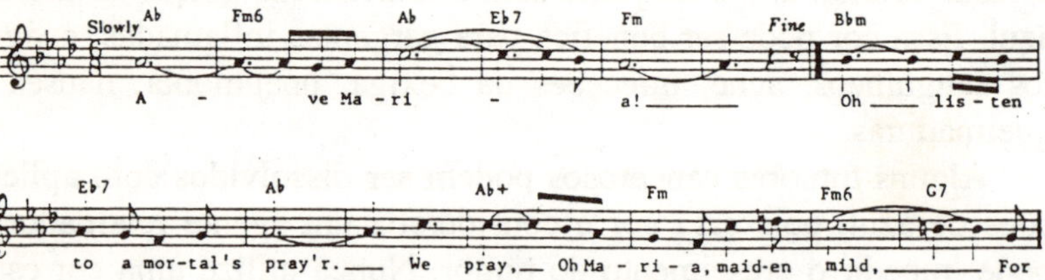
Slowly
Ab Fm6 Ab Eb7 Fm Fine Bbm
A - ve Ma - ri - a! Oh lis - ten
Eb7 Ab Ab+ Fm Fm6 G7
to a mor-tal's pray'r. We pray, Oh Ma - ri - a, maid-en mild, For

Uma coisa que as pessoas azuis devem observar é a qualidade fria e distanciada do azul. Freqüentemente, as pessoas que se sentem nesse raio parecem frias e indiferentes devido ao seu autocontrole e ao seu desprendimento. Isso é algo contra o qual elas devem ficar em alerta, a fim de que o equilíbrio seja mantido.

Se você quer meditar com o azul, vista alguma coisa dessa cor, focalize uma luz azul sobre si mesmo ou visualize essa cor envolvendo todo o seu ser. A seguir, toque alguma música azul e *permita* que essas belas vibrações o elevem a um estado mais alto de consciência. Expondo-se a várias vibrações, todo o seu ser se transforma à medida que você recebe essas radiações energéticas.

É interessante notar que o azul não é apenas refrescante, mas que também traz consigo uma vibração de leveza. Tente pintar um objeto pesado com essa cor. Depois, levante-o, e você realmente sentirá que o seu peso foi reduzido. Esse conhecimento é utilizado em muitos lugares, como, por exemplo, nos armazéns, onde caixas pesadas têm de ser levantadas e deslocadas constantemente. Quando as caixas são pintadas de azul, os trabalhadores fazem menos objeções, pois o peso parece menor.

O azul pode ser utilizado em vários tipos de tratamento. Certa vez, uma pessoa desconhecida pediu ajuda por telefone a um cromoterapeuta. Ela queria curar uma doença de pele. Nenhum tratamento médico conseguira aliviar suas rachaduras e erupções da pele nas mãos. O problema existira por vários anos. O terapeuta prescreveu a focalização de luz azul sobre as mãos durante vinte minutos, no mínimo, duas vezes ao dia. Isto foi feito, e dentro de duas semanas a pele ficou completamente livre dos efeitos da doença. As mãos agora podiam ficar mergulhadas na água com detergente sem nenhum efeito danoso, o que não era possível duas semanas antes desse tratamento. Durante esse período, nenhuma medicação foi utilizada – somente a aplicação da luz azul. O tratamento cromático passou a ser ministrado com menos freqüência, e logo foi interrompido.

Uma mulher que freqüentava um seminário sobre cores pediu ajuda para um problema de micose na palma das mãos. Durante um tratamento em grupo, foi utilizada a luz azul, e a micose desapareceu quase completamente da mão esquerda, embora a direita, que estava pior, não apresentasse melhoras. Podia-se ver uma luz azul fluindo aparentemente através dos dedos da mão esquerda, o que foi observado por todas as pessoas do grupo.

Na manhã seguinte, a mulher voltou novamente ao seminário e mostrou a mão direita, que já estava 95 por cento curada da micose. Outro problema, que essa mulher não havia mencionado, também fora resolvido. Durante um período de cerca de seis meses, ela não teve menstruação. No entanto, na noite seguinte ao tratamento com o azul, ela recuperou o fluxo normal. Embora o azul possa, com freqüência, *estancar* o fluxo do sangue, no presente caso a cor atuou como um agente de purificação, removendo qualquer bloqueio e purificando os hormônios do corpo, e permitindo assim que se estabelecessem um equilíbrio e um ajuste adequados.

Música Azul

Clássica	*New Age*
Ária numa Corda de Sol de Bach	*Divine Gypsy* (Arranjo instrumental para os *Cosmic Chants* de Yogananda)
Ave Maria de Schubert	*A Crystal Cave (back to Atlantis)* de Upper Astral
O Cisne de Saint-Säens	Seleção Vocal: *Be Still* de Rosemary Crow (United Research – Black Mt., N.C.)

9
Índigo

Deixe que a profunda e misteriosa beleza do índigo o conduza aos íntimos recessos de sua alma. Olhe para dentro do azul-índigo, visualize-o preenchendo o Terceiro Olho, e deixe que ele o conduza numa meditação plena de significado.

Essa cor está associada com a glândula pituitária – e com o Terceiro Olho – e também com o tom do lá da oitava média. Uma vez que esse chakra representa o sentido intuitivo, o índigo desperta o conhecimento interior e alerta você para uma percepção da sua responsabilidade ao ouvir o lá e ao seguir ao longo dessa direção. Se você está no caminho dessa cor, deve procurar, para os seus problemas, respostas vindas do seu eu interior em vez de obtê-las por meio do raciocínio analítico, como o faz a pessoa do raio amarelo.

O índigo tem uma conotação um tanto misteriosa, pois ele o leva às profundezas do seu ser. É uma cor especial; sua tonalidade viva e profunda tende a desligar o mundo externo, pois sua ênfase está no mundo invisível interior. De acordo com Corinne Heline, essa cor não é plenamente apreciada nos dias de hoje. Ela diz que as pessoas não estão "...completamente cientes do poder concentra-

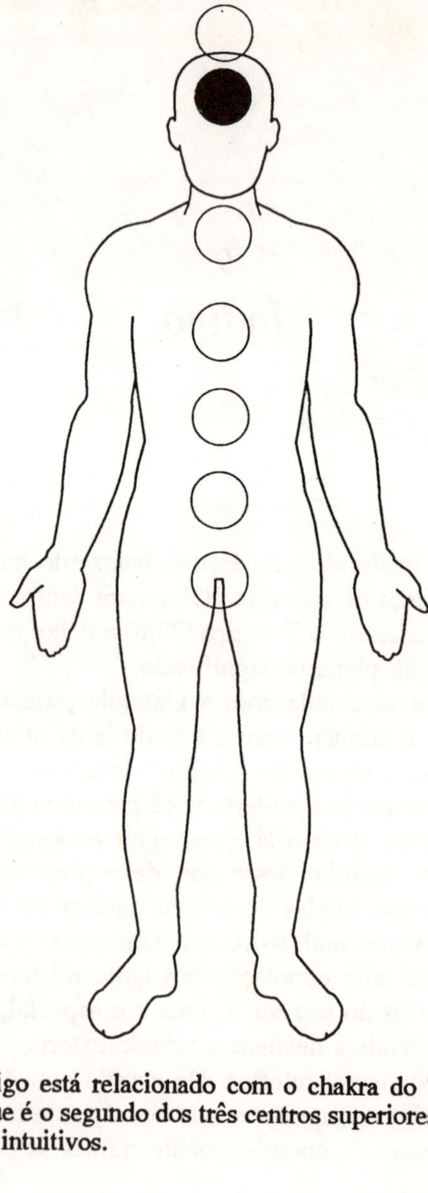

Figura 6. O índigo está relacionado com o chakra do Terceiro Olho (o sexto chakra), que é o segundo dos três centros superiores e está associado com os sentidos intuitivos.

do na mistura das cores secundárias. Um uso mais amplo do Raio Índigo pertence a algum futuro distante.''[1]

No entanto, outras autoridades no assunto sentem, ao contrário, que estamos prestes a aceitar esse raio curativo, que se comprovou ser muito eficaz no tratamento de muitos estados precários de saúde, como será explicado posteriormente neste capítulo. Roland Hunt diz: ''O índigo, o Raio da consciência da Nova Raça, é seu estabilizador, seu portador de Luz: é o Raio que estimula nosso ver e nosso sentir mais profundos, voltados para o interior das verdadeiras realidades da Vida, de modo a torná-las mais claras à nossa compreensão harmoniosa.''[2]

É verdade que essa cor é dotada de vibração espiritual muito elevada. Pode ajudar bastante em muitas situações e, todavia, pode não ser compreendida pela massa da humanidade, simplesmente devido a sua energia altamente concentrada.

O índigo, relacionando-se com a área da fronte, pode com freqüência mostrar-se benéfico em problemas dos olhos, dos ouvidos e dos seios nasais. No entanto, em muitos casos, particularmente quando o problema é crônico, pode ser necessária uma cor mais estimulante para aliviar a congestão e o bloqueio. No tratamento de tal problema, o terapeuta poderia então prossegui-lo com o uso do índigo.

Outros desequilíbrios que com freqüência podem ser corrigidos graças ao uso da luz índigo são as cataratas, os sangramentos do nariz, as dores de ouvido e a tosse seca. Este sexto raio cromático tem uma grande influência sobre a estrutura mental e nervosa. Pode ajudar na cura da epilepsia pela eliminação da negatividade na consciência, elevando o indivíduo a um estado de percepção mais alta e mais estável.

---

[1] Corinne Heline, *Color and Music*, p. 42.

[2] Roland Hunt, *The Seven Keys to Colour Healing*, p. 92.

A entoação do lá (a nota musical do índigo) pode acentuar as capacidades intuitivas, e a música tocada nessa escala – ou a música que expressa esse estado de ânimo de qualidade etérica – pode facilmente elevar a percepção espiritual até um grau muito alto. Como foi mencionado num capítulo anterior, o azul, o índigo e o violeta são as três cores mais altas do espectro e correspondem aos três chakras superiores. Por isso, com o uso dessas cores de vibração muito elevada, somos ativados espiritualmente e nos tornamos mais cientes de nossa natureza divina.

TRÄUMEREI *Schumann*

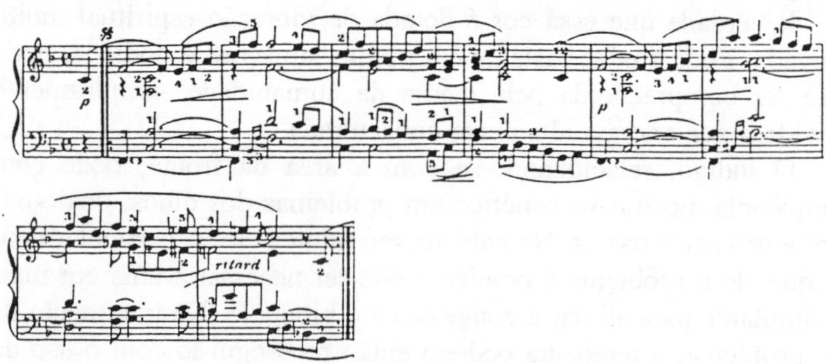

Algumas pessoas poderão sentir que essas duas últimas cores (índigo e violeta) são dotadas de freqüência vibratória excessivamente alta e, por isso, não podem ser absorvidas com resultados positivos. Nesses casos, sugere-se que o azul seja utilizado em primeiro lugar. Deve-se, então, permitir que essas pessoas cresçam gradualmente até um nível de consciência em que as vibrações mais elevadas possam ser mais facilmente assimiladas.

A cor pode ser utilizada de várias maneiras. Por exemplo, um tecido molhado com água solarizada com índigo pode ser colocado sobre os olhos para aliviar rapidamente a inflamação. Num caso de epilepsia, focalize luz índigo sobre o rosto e a cabeça para estabilizar e ajudar no equilíbrio.

Como ajuda na meditação (para a qual o índigo é especialmente útil) mantenha um pouco dessa cor ao seu redor e toque música que o relaxe e que o eleve até um estado espiritualmente meditativo.

Eis uma experiência interessante: coloque um tecido ou um papel de cor índigo sobre a área do Terceiro Olho. Tente *sentir* sua energia específica. A seguir, repita a operação com uma cor diferente e deixe sua sensibilidade sentir a diferença. Se você fizer essa experiência com cores diferentes e sobre outras partes do corpo, aprenderá logo a distinguir as diferenças entre as várias energias e freqüências vibratórias da cor. Isso aguçará seu senso intuitivo e você, gradualmente, tornar-se á mais sensível ao seu espírito interior.

Música Índigo

Clássica	*New Age*
Träumerei de Schumann	*Angel Love* de Aeoliah
Adágio da Sinfonia nº 1 em Dó Menor de Brahms	*Inside* de Paul Horn
Poème para Violino e Orquestra de Chausson	Música de Vênus de *Os Planetas* de Holst

Como ajuda na meditação (para a qual o índigo é especialmente útil) mantenha um pouco dessa cor ao seu redor e toque música que o relaxe e que o eleve até um estado espiritualmente meditativo.

Eis uma experiência interessante: coloque um tecido ou um papel de cor índigo sobre a área do Terceiro Olho. Tente sentir sua energia específica. A seguir, repita a operação com uma cor diferente e deixe sua sensibilidade sentir a diferença. Se você fizer essa experiência com cores diferentes e sobre outras partes do corpo, aprenderá logo a distinguir as diferenças entre as várias vibrações e freqüências vibratórias da cor. Isso aguçará seu sentido intuitivo e você gradualmente tornar-se-á mais sensível ao seu espírito interior.

Música Índigo

New Age	Clássica
Angel Love de Aeoliah	*Träumerei* de Schumann
Tao Te de Paul Horn	*Adagio da Sinfonia nº 1 em Dó Maior* de Brahms
Música de Vênus de Os Planetas de Holst	*Poema para Violino e Orquestra* de Chausson

10
Violeta

O violeta, a sétima cor do espectro, é dotado de vibração espiritual muito elevada. A aplicação dessa cor e de sua música apropriada oferecem grande ajuda para se alcançar dimensões muito altas.

O violeta é uma cor régia e as pessoas que se situam nesse raio estão divinamente centradas; pessoas que podem orientar outras em vidas e em serviços dedicados a altos ideais. O único senão que aparece nesse caminho pode ser o excesso de retidão.

O violeta, assim como o azul-índigo e o azul-claro (as três cores mais elevadas do espectro) são, todos eles, excelentes para a meditação.

Alguns de nossos maiores artistas e músicos foram inspirados pelo uso dos raios violeta. Afirma-se que Leonardo da Vinci meditava sob raios violeta que atravessavam janelas com vitrais. Wagner, quando estava compondo a música do seu *Parsifal*, mantinha cortinas de cor violeta ao seu redor, absorvendo assim essas vibrações espirituais extremamente elevadas. Afirma-se que o Conde de Saint Germain utilizava esses raios para finalidades curativas e para purificar pedras preciosas.

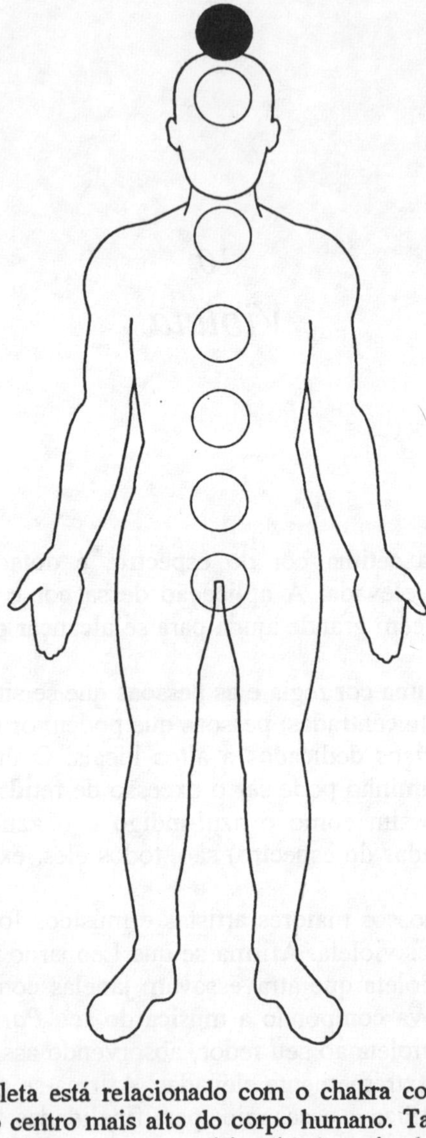

Figura 7. O violeta está relacionado com o chakra coronário (o sétimo chakra), que é o centro mais alto do corpo humano. Tanto a cor como o chakra estão associados à nossa espiritualidade mais elevada.

As energias da cor violeta, além de nos energizarem espiritualmente, são capazes, em muitos casos, de nos proporcionar cura no nível físico. A epilepsia, por exemplo, pode muitas vezes ser aliviada com a aplicação dessas vibrações. Cãibras, infecções dos rins e alguns casos de meningite cérebro-espinhal têm sido igualmente ajudados com o uso do violeta. Alguns terapeutas recomendam essa cor para a cura de distúrbios mentais. No entanto, segundo penso, a não ser que o indivíduo esteja espiritualmente orientado, o violeta pode ser excessivamente estimulante – demasiado intenso em vibrações espirituais – e o seu uso poderia ser catastrófico. O violeta é tão estimulante no nível espiritual como o vermelho o é no nível físico. Neste caso, é o azul que deveria ser aplicado. A seguir, poder-se-ia, talvez, aplicar o violeta se, e quando, o paciente se tornasse mais sensível a vibrações mais elevadas.

Afirma-se que a "alta taxa de freqüência do violeta é depressora para a mente retardada, pois suas potências estão além da sua compreensão; trata-se de uma cor estimulante principalmente para a natureza intuitiva e exerce grande efeito inspirador sobre os mais altos ideais humanos".[1] "A cor violeta não é apropriada para mentes não-desenvolvidas, retardadas ou atrofiadas devido à sua taxa vibratória muito alta."[2]

O centro espiritual correspondente a essa cor está localizado no topo da cabeça – a glândula pineal – e às vezes é chamado de Chakra da Coroa. Observa-se, com freqüência, que este tem um centro de luz dourada e branca. A sabedoria e as vibrações espirituais nos alcançam através desse centro, que, por sua vez, recebe a energia vinda do universo. No Oriente, é chamado de Lótus de Mil Pétalas, as quais se abrem à medida que nós mesmos nos abrimos num espírito de receptividade.

---

[1] Roland Hunt, *The Seven Keys to Colour Healing*, p. 103.
[2] S. C. J. Ouseley, *The Power of the Rays*, p. 79.

O tom musical relacionado com o violeta é a nota si da oitava média. Se você tocar ou entoar essa nota, tente permanecer ciente da ressonância no Chakra da Coroa enquanto estiver tocando ou cantando. À medida que você entoa a nota violeta do si, ele deve ativar a glândula pineal. Portanto, aprenda a sintonizá-lo e a se tornar sensível às suas vibrações.

LIEBESTRAUM *Liszt*

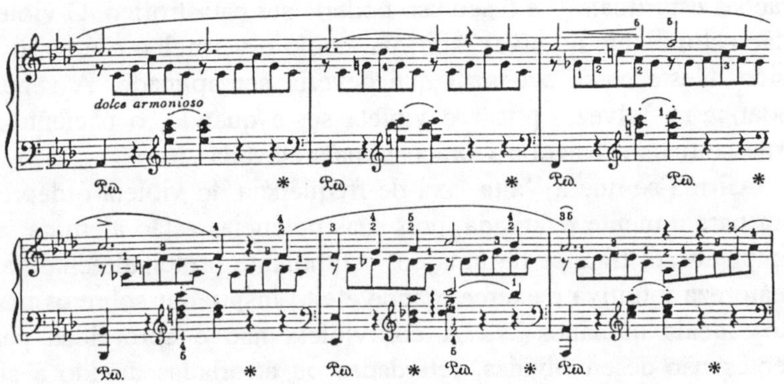

O violeta é um excelente agente transmutador. Pode ser utilizado para transformar um estado mental nervoso ou irritado num estado de consciência calmo e pacífico; também pode ajudar a combater a insônia. É interessante notar que o violeta tem qualidades germinativas, e que a luz violeta tem sido utilizada com sucesso para curar a calvície, até mesmo nos casos em que nenhuma raiz de cabelo conseguia permanecer fixada.

A aplicação da luz violeta pode oferecer ajuda no tratamento da catarata. Por outro lado, um pano embebido em água solarizada com violeta (veja o capítulo sobre técnicas) pode ser colocado sobre os olhos com efeitos benéficos.

Música Violeta

Clássica	*New Age*
Concerto para Piano em Si Menor de Tchaikovsky	*The Great Pyramid* de Paul Horn
Liebestraum de Liszt	Música de Netuno de *Os Planetas* de Holst
Cantos Gregorianos	*Eventide* de Steven Halpern

11
Tons pastéis e iridescências

As cores pastéis resultam das cores normais do espectro misturadas com o branco e têm uma beleza e uma delicadeza toda própria. Os tons pastéis também podem consistir numa combinação de outras cores, tais como na mistura do rosa com o amarelo para produzir o pastel pêssego. Utilizando a cor pêssego como exemplo, consideremos suas relações com os chakras e com os tons. No teclado, o pêssego se relacionaria com um intervalo de terça maior – o dó acima do dó médio (rosa) e o mi acima da oitava média (amarelo-claro). Quanto aos chakras, o pêssego corresponderia a uma mistura do chakra da raiz com o do plexo solar, num alto nível vibratório, apresentando uma freqüência um pouco diferente da relação entre o vermelho puro e o chakra da raiz ou entre o amarelo do espectro e o plexo solar (consulte os capítulos sobre o vermelho e o amarelo).

Os tons pastéis não são melhores que as cores puras do espectro, mas proporcionam um enfoque diferente, atuando como uma ponte entre o espectro (ou o arco-íris) e as iridescências que fornecem energias de uma consciência espiritual mais elevada. As pessoas que recorrem às energias do tom pastel deveriam pensar com a mente e com o coração. Elas diferem das pessoas que são mais receptivas às iridescências porque estas operam inteiramente a partir de uma natureza intuitiva e espiritual, permitindo que as influências provenientes do cosmos fluam para dentro delas. Sentimos que há uma certa sutileza nas energias do pastel que poderia nos conduzir àquele "mundo intermediário" entre a vigília e o sono, onde somos mais receptivos à aceitação de orientações intuitivas. Circundarmo-nos com tons pastéis pode nos ajudar a atingir essas outras dimensões.

Sentimos leveza quando trabalhamos com essas energias específicas, e essa leveza pode corresponder a planos de pensamento espaciais e astrais. Além disso, poderíamos dizer que, embora os tons pastéis não tenham a mesma força que as cores do arco-íris, sua finalidade pode ser a de *acentuar* as cores do espectro e as iridescências, representando, por isso, um acréscimo à energia e à beleza do todo. Assim como as nuvens macias e brancas realçam a beleza azul de um céu claro, os matizes pastéis acentuam as cores mais profundas e mais brilhantes.

Consideremos alguns exemplos do trabalho com os tons pastéis. O vermelho, quando misturado com o branco, resulta num tom róseo que representa o amor. Quando se torna um vermelho iridescente, as energias ascendem, e ele representa um amor divino e universal. Essa cor pode ser utilizada por pessoas que necessitam dessa espécie de percepção do amor. Adicionando-se mais branco, obtém-se um rosa mais suave, que também indica amor, mas num nível mais pessoal. Já mencionamos a cor pêssego como sendo uma combinação de rosa com amarelo-claro. A seguir, tome um azul-claro, acrescente um pouco de branco e veja emergir o belo matiz pastel. Trabalhe com esses formosos tons pastéis e, em seguida, com as cores do espectro. Fique ciente das diferenças em suas reações e determine quando você necessitará, por exemplo, de um violeta puro, ou quando um tom pastel mais claro dessa mesma cor poderá ser mais útil.

Cores iridescentes – o que são elas? Lê-se no *Webster's*: "Iridescência é uma interação de cores do arco-íris." Imagine-as como se fossem luzes dançantes e cintilantes – ativas como vaga-lumes. Podemos ver tal iridescência através de um prisma. No entanto, também é possível obter o efeito iridescente de *uma* só cor, embora outras cores possam se entrelaçar.

Se você segurar um pedaço de vidro turquesa iridescente e o colocar contra a luz, verá não apenas a cor principal – o azul-turquesa – mas uma miríade de outras cores, quase no fundo, por assim dizer. Você poderá observar várias nuanças de *aqua* e de turquesa que se misturarão e darão mais vida e mais vitalidade à cor original. Essa cor pode curar e revigorar o corpo, e pode oferecer uma ajuda poderosa ao seu crescimento espiritual.

Tente um verde iridescente em oposição a um verde puro. Você aumentou sua energia espiritual, além de acrescentar várias cores e matizes. Compre um vidro que tenha sido tratado com as cores iridescentes e/ou compre um pedaço de tecido que tenha fios iridescentes tecidos em sua urdidura. Sinta essas cores, olhe para elas e as coloque junto ao seu corpo. Faça essa experiência e ficará surpreso com a diferença na sua reação a elas, comparativamente à sensação com que você reage às cores puras do espectro. Observe a beleza de um amarelo dourado iridescente, de um violeta e também do branco e do prateado. Envolva-se num azul elétrico, iridescente, e veja como ele ilumina o seu rosto, conferindo a ele um acréscimo de luz espiritual e de vitalidade.

O azul puro do espectro, como foi mencionado acima, é sempre um grande depurador e um grande purificador. O mesmo acontece com o azul iridescente, mas num grau ainda maior, e essa freqüência do azul eliminará desequilíbrios no campo áurico de uma pessoa. O azul iridescente também pode ser utilizado para dores de cabeça e para combater a hipertensão, contanto que você esteja sempre ciente da receptividade espiritual da pessoa a quem está tratando. Outra cor iridescente que deveria ser levada em consideração, e utilizada, é a fucsina. Quando é usada nesse nível elevado, a fucsina pode atrair uma Alma Divina para a pessoa.

Quando aplicamos essas cores com o uso de vidro ou de tecido iridescentes, devemos, ao mesmo tempo, praticar a visualização, pois essa ação criativa acelera o efeito e traz energias cósmicas para a pessoa que está sendo tratada.

As iridescências refletem a luz, e quando uma tal cor é aplicada, ocorre um surto divino ascendente quase que instantâneo. No entanto, isso depende do grau de desenvolvimento do indivíduo. É claro que pessoas com pouca percepção espiritual não serão receptivas a essas vibrações muito altas. Por outro lado, pessoas espiritualmente evoluídas responderão às cores iridescentes de uma maneira muito positiva e muito benéfica. Ao ministrar tratamentos, é preciso avaliar, antes de mais nada, a percepção espiritual por meio de nosso próprio conhecimento intuitivo e/ou pelo uso do pêndulo, ou por teste muscular (como será explicado no Capítulo 13).

No passado, existiam Templos de Cura que utilizavam como instrumentos a cor, a música, as pedras preciosas e as ervas. Haverá novamente esses templos à medida que prosseguirmos no caminho ascendente da nossa busca espiritual. Quando alcançarmos o nível correto, a iridescência das cores será indubitavelmente compreendida, junto com as grandes composições musicais. Então, os métodos de cura que estamos discutindo aqui serão ensinados e novamente aplicados numa escala bem mais ampla.

12
A manifestação de energias universais por meio dos cristais

A palavra *cristal* vem do grego *krystallos* (de *krios*, que significa "frio como o gelo". De fato, acreditava-se que os cristais de quartzo se formavam em conseqüência de um enregelamento extremamente severo.

Então, o que são cristais? Fisicamente, são água fossilizada.[1] No entanto, alguns cristais são formados quando a rocha fundida esfria e se mistura com várias combinações químicas; outros são formados quando a água ou outros solventes evaporam ou "secam". Hoje, os cristais são fabricados artificialmente por meio de ambos os métodos. Metafisicamente, constituem uma parte do reino mineral que se expressa de uma maneira ordenada para se tornar uma parte maior do todo universal. Matematicamente, para os que estão interessados, há uma calibração que iguala a energia e a freqüência da Grande Pirâmide, sob e a partir da qual se formou um grande cristal.[2] Desse modo, mais uma vez, vemos que todas as coisas estão interligadas!

---

[1] Dael Walker, *The Crystal Book* (Sunol, CA: The Crystal Company, 1983), p. 13.
[2] Beverly Criswell, *Quartz Crystals* (Reserve, NM: Lavandar Lines, 1983), p. iv.

Alguns cristais se formaram muitas milhas abaixo da crosta da Terra, sob calor e pressão elevados, em poços e em veios. De início, eles existiam em estado líquido, mas acabaram irrompendo sob a forma sólida, manifestando a forma-pensamento que, antes de mais nada, estava presente na Mente Universal – Deus. Foi como se uma impressão fosse produzida a partir da pura luz do Espírito e essa impressão penetrasse na substância terrena. Esses cristais, formados no interior da própria Terra, irrompem para fora dela como sólidos. O vidro de cristal não é um sólido, nem é um cristal verdadeiro.

À medida que os minerais vão se formando, eles devem permanecer em equilíbrio com o meio ambiente, mas, à medida que o meio ambiente muda, a formação de cristais também muda. Não é isso verdadeiro para todas as coisas, inclusive para a nossa espécie? Quando "alguma coisa" diferente se manifesta no ambiente que nos cerca, ou no processo de crescimento, devem ser feitos os ajustes necessários para acomodar essas mudanças. Há uma atividade química nos átomos dos cristais, e todas as vezes que um cristal quebra – expondo algumas de suas camadas interiores – esses átomos se movimentam para ajustar-se à nova situação.

> John Ruskin, referindo-se aos cristais, disse: "São maravilhosamente semelhantes às criaturas humanas... você verá multidões deles a... se apressarem... e então descobrirá cristais satisfeitos que mudaram continuamente suas mentes e seus comportamentos...cansados...doentes...e curados.[3]

Os cristais são, realmente, entidades vivas; têm poder e desfrutam profundamente a vida *dentro* de si mesmos. Tem-se afirmado que os cristais crescem a partir de minerais no interior da Terra.

---

[3] Paul E. Desantels, *The Mineral Kingdom* (Nova York: Madison Square Press, 1968), p. 69.

Uma extremidade sempre começa na matéria da terra, mas a extremidade terminal é aguda, e geralmente é utilizada para dirigir o fluxo de energia. O cristal de duas pontas não provém do solo, mas é concebido numa espécie de "útero" vaporizado e gasoso. O diamante Herkimer é um cristal desse tipo.

O cristal freqüentemente é considerado como um banco de memória ou como um sistema de armazenamento de computador. Pesquisadores que descobriram, na América Central, o Crânio de Cristal e que trabalharam com esse objeto, sentiram que quando se sintonizavam com ele (sintonizando-se de início, é claro, com a Mente Universal), fatos e civilizações de outras épocas lhes eram revelados. Eles, literalmente falando, leram registros incorporados no cristal.

Há indícios de que as formas-pensamento podem ser projetadas dentro do cristal, onde são armazenadas para serem trazidas à tona quando necessário. Os cristais, aparentemente, podem reter não apenas pensamentos mas também vibrações de emoções, de música, de cor e de som. Essas energias tornam-se disponíveis, ou são "legíveis", somente para aqueles que se acham em harmonia com o Eu Superior e, portanto, em sintonia com Deus. *Todas as coisas estão abertas para aqueles que procuram com as mais elevadas das intenções.* De acordo com uma autoridade no assunto, "a espiral de energia que atravessa um cristal e a espiral dos harmônicos que é criada pela música ou por mantras correspondem-se mutuamente por calibração matemática. São esses os harmônicos e a base principal que mantêm em equilíbrio e em harmonia a orquestração dos planetas e das galáxias".[4]

Quando pensamos em armazenar pensamentos e vibrações, não será isso comparável à nossa absorção das vibrações de uma pessoa? Sempre nos dizem que devemos limpar um cristal que foi

---

[4] Beverly Criswell, *Quartz Crystals*, p. 13.

tocado por outra pessoa, de modo que a energia dessa pessoa seja eliminada do cristal antes de passarmos a utilizá-lo. Isto se baseia no mesmo conceito segundo o qual os cristais são capazes de reter uma energia vibratória – tal como o pensamento – que pode então ser sentida ou vivenciada por alguém que desenvolveu sensibilidade a essas vibrações.

A arte da psicometria se assenta nesse mesmo conceito. Acredita-se que segurar um objeto que pertence a outra pessoa capacita um sensitivo a captar vibrações, sob a forma de sentimentos ou de símbolos, que revelarão algo a respeito do proprietário desse objeto. Pensar no Crânio de Cristal como um banco de memória não parece algo tão incongruente quando nos lembramos de que nós também, provavelmente, sentimos impactos vibratórios semelhantes. Você já deve ter passado pela seguinte experiência: ao atravessar um cômodo, sentiu-se imediatamente muito à vontade. Ou pela experiência contrária, ao sentir um grande impulso para deixar rapidamente um lugar porque alguma coisa parecia não estar bem. Talvez você tenha pego um cristal ou algum outro objeto e tenha dito: ''Este é perfeito para o meu amigo.'' Quartos, objetos, seres humanos e, naturalmente, cristais captam vibrações e retêm uma certa quantidade de energia. Então, por que não poderia reter pensamentos?

Lembre-se da história de George Washington Carver. Ele tinha uma ligação muito íntima com certas facetas da natureza – talvez não com o cristal, mas com outras entidades vivas, especialmente com a batata-doce e com o amendoim! Ele ''recebia'' muitas informações úteis sobre produtos que poderiam ser e que foram desenvolvidos a partir dessas formas inferiores de vida. Eram produtos destinados a ajudar a humanidade. Ele era capaz de extrair informações armazenadas nesses pedaços de energia devido ao seu profundo sentimento pela natureza e por Deus, e à sua profunda crença em ambos. Havia uma relação harmoniosa entre Carver e a batata-doce e o amendoim que o capacitava a ser receptivo ao potencial desse tipo de energia que crescia da Terra.

Tenhamos tudo isso em mente ao considerar os cristais como uma unidade de armazenamento. À medida que nos tornamos mais e mais sintonizados com o Eu Divino dentro de nós – e com um determinado cristal – podemos ficar surpresos com os sentimentos, as imagens e os pensamentos que nos são revelados. Por isso, converse com seus cristais, ouça-os e divirta-se!

No entanto, o que os cristais são capazes de fazer além de atuar como um banco de memória? Podem ser utilizados para muitas necessidades curativas, para meditação e para se obter energia. Em primeiro lugar, lembremo-nos de que o pensamento é energia. Se o pensamento, por si mesmo, tende para o equilíbrio e a harmonia, esse pensamento trará mais equilíbrio e mais harmonia quando interagir com o cristal. O cristal aumentará a energia do pensamento, seja este bom ou mau. Ele não discrimina. Comparável ao nosso subconsciente, ele age sobre qualquer coisa, quando nós a alimentamos com ele.

Quando você usa cristais sobre os seus centros de energia, particularmente sobre as glândulas pineal e pituitária, seu poder de visualização melhora. Se você tem dificuldade para "ver" um objeto quando ele é mencionado, use um cristal, pois ele o ajudará. Se você ouve as palavras "maçã vermelha", você vê instantaneamente uma maçã vermelha? Se não consegue vê-la, coloque o cristal sobre a área do terceiro olho; isso o ajudará nessa percepção visual, e também o ajudará a perceber as auras.

Quando você quer mudar certos pensamentos ou padrões de hábitos, segure seu cristal com a mão esquerda (o lado receptor) e projete no seu computador de cristal o pensamento ou padrão de hábito *que você quer desenvolver*. Não dê atenção à negatividade que você quer mudar. Se fizer isso com um propósito sincero e com os motivos mais elevados, você obterá resultados positivos. Talvez seja preciso repetir o processo várias vezes. Seja paciente.

Há muito para aprender e há muito a entender com relação à energia dos cristais. Quando comprar um cristal, você talvez queira checar seu nível de energia. Você pode medir esse nível com um pêndulo ou com a sua habilidade intuitiva.

Quando nos lembramos dos velhos aparelhos de rádio, feitos com cristais de galena, podemos começar a apreciar um pouco da energia que agora está sendo posta em uso em equipamentos visuais e de áudio, em *lasers* e em tecnologia espacial. "Uma minúscula fatia de quartzo num microcircuito amplifica um sinal elétrico, como acontece num microfone."[5] O quartzo é extensamente utilizado para essa finalidade em muitos campos da eletrônica moderna, como naqueles mencionados acima.

Quando aprendemos algo a respeito da tremenda energia dos cristais e quando deciframos velhos registros, torna-se claro que grande parte dessa força sutil, mas real, pode ter sido utilizada na construção de grandes edifícios e, talvez, na construção das pirâmides.

Pelo que parece, a energia dos cristais nos permitiria estabelecer uma comunicação melhor entre os mundos físico, mental e espiritual à medida que avançamos para a Era de Aquário. Vimos que ela tornou possível ao rádio trazer-nos sons vindos das ondas etéreas. Há evidências de que os cristais armazenam pensamentos que serão trazidos à tona quando o momento correto e as condições ambientais corretas estiverem presentes. Isso torna a comunicação entre muitos níveis uma preciosa possibilidade para o futuro. Já estamos experimentando a cura por meio desse tipo de energia e, sem dúvida, os cristais serão utilizados em dispositivos eletrônicos para diagnóstico e para tratamento. Temos apenas de entender e de acreditar nas capacidades dos cristais, e então colocá-los em uso para o bem individual e universal.

Usando cristais juntamente com música e cor apropriadas, temos possibilidades ilimitadas para o crescimento espiritual, para a cura e para profundas introvisões nas dimensões superiores do

---

[5] Dael Walker, *The Crystal Book*, p. 13.

nosso mundo. É também interessante observar que o uso da música e da cor pode ajudar no crescimento do próprio cristal.

Outro uso da energia dos cristais é na revitalização de plantas e da água. Coloque um cristal dentro de um copo com água potável, deixe-o lá durante um certo tempo e depois compare essa água com a água normal, "não-cristalizada". Você sentirá uma diferença no sabor e deverá sentir mais energia depois de tomar água cristalizada durante algum tempo. Você poderá oferecer às suas plantas água que tenha absorvido essa energia e depois observar como elas crescem! Até mesmo o simples fato de colocar um cristal perto de sua planta irá acelerar o seu crescimento.

É essencial cuidar bem dos seus cristais. Tão logo você adquira um, ele deve ser purificado de quaisquer vibrações anteriores. Para fazer isso, mergulhe-o em água limpa, de preferência com um pouco de sal. Os especialistas divergem quanto ao tempo recomendado para o cristal permanecer na água. Você pode checar isso com o pêndulo. Algumas horas seria o aconselhável, ou mesmo durante a noite toda. Se você o colocar à luz do Sol, ele será purificado e, além disso, o Sol o carregará. É útil fazer isso de vez em quando, como prática geral. E, como sempre acontece com qualquer coisa sobre a qual você a dirija, sua própria visualização positiva pode fazer mais para purificar o cristal do que qualquer outra coisa. Veja a pura luz do Espírito fluindo para dentro do cristal, enchendo-o de amor e de energia puros. Em seguida, mantenha-o freqüentemente perto de você de modo que ele capte suas próprias vibrações e se torne capaz de responder melhor à sua energia nele aplicada.

Sugere-se muitas vezes que quando o cristal é purificado e carregado, deve ser envolto num tecido de material puro, como, por exemplo, o veludo, o algodão ou a seda. Alguns especialistas pensam que se deveria guardá-lo envolto num pano preto para conservar as energias que nele estão encerradas. Na minha opinião, você e o cristal devem se familiarizar. Procure conhecer o sentimento dele, tente sentir suas vibrações e então pergunte, com o pêndulo ou com base no seu centro intuitivo, o que, exatamente, esse cristal específico necessita para a proteção dele. À medida que você for trabalhando com ele, motivado sempre pelas mais elevadas intenções, você aprenderá como deve tratá-lo. Se planeja utilizá-lo para a cura, então é melhor manter suas vibrações sobre ele – e somente as suas. Se, por qualquer razão, alguém mais o manusear, você sempre poderá purificá-lo novamente antes de direcioná-lo para um indivíduo ou para você mesmo com propósitos curativos.

Os cristais têm propriedades eletrônicas e, como o corpo é eletrônico por natureza, você pode se relacionar muito bem com a energia do cristal. Falando de maneira geral, para finalidades de cura você deve segurar o cristal na mão esquerda, pois é esse o lado receptor, e colocar a mão direita sobre a área dolorida. Isso permitirá que a energia vinda do cristal flua através da sua mão direita e infunda na área dolorida a sua vibração curativa. Há ocasiões, no entanto, em que você poderá sentir que deve colocar a mão esquerda sobre a área dolorida, atraindo dessa maneira o foco de desequilíbrio e o enviando para a mão direita, que segura o cristal. Enviando a energia para a área do seu plexo solar, você será capaz de deixar o cristal dissolver a negatividade. Há também outras situações em que você poderá ser impelido a colocar o próprio cristal diretamente sobre a área dolorida. Isso tem funcionado excepcionalmente bem em certos casos.

Há muitas técnicas para sintonizar e para canalizar essa freqüência do cristal. No entanto, sempre penso que cada um de vocês tem de encontrar o método mais adequado para a sua própria energia. Faça experimentos com o cristal até *sentir* que é correto o modo como o usa. Então, você também poderá descobrir diferentes meios de utilizá-lo para você mesmo, em cada problema específico, e de aplicá-lo em outras pessoas. Visualize o cristal e medite com ele. Isto é importante e, se você é sincero e se volta para o Altíssimo à procura de orientação, será sempre guiado corretamente. É bom, no entanto, lembrar-se de que o lado esquerdo é o lado receptivo e o lado direito é o emissivo. Além disso, tenha em mente que não é apenas a energia do cristal, mas também os pensamentos que você nele coloca que se fundem numa única fonte curativa.

Há muitas técnicas sugeridas para uso do cristal na meditação. Uma que eu gosto de recomendar consiste apenas em sentar-se calmamente com o cristal na mão esquerda e sentir que você está se tornando parte dele. Seja receptivo ao fluxo espiritual. A seguir, visualize a si mesmo entrando no cristal. Absorva a energia e olhe ao redor, perguntando a respeito daquilo que está para ser revelado a você. Então, OLHE, OUÇA e SINTA.

Você pode querer usar o cristal como um pêndulo para examinar minuciosamente o corpo, procurando descobrir desequilíbrios, e para harmonizar os chakras. Para isso, basta segurar o cristal como você o faria com o pêndulo e movimentar a mão sobre o corpo. Tente ficar ciente das várias sensações e de qualquer mudança em sua resposta à medida que você o desloca de uma área do corpo para outra.

Faça experiências com o seu cristal. Familiarize-se com os vários tipos diferentes de cristal e aprenda o que cada um deles é capaz de fazer por você. Consulte a bibliografia para excelentes referências. A Tabela 2, nas páginas 92 e 93, apresenta alguns tipos de cristais e de pedras preciosas com seus usos possíveis.

Há muitas pedras preciosas, cristais e minerais que merecem ser pesquisados e experimentados. Desfrutar dessas "ferramentas" minerais já tem se revelado uma ajuda para a humanidade. Elas fornecerão mais energia à medida que formos entendendo e usando adequadamente essas energias naturais.

Falamos a respeito do uso de cristais nesta "nova era". Cada era é uma nova era, e não nos esqueçamos de que na "nova era" do antigo Egito os cristais e as pedras preciosas, bem como a cor e a música, eram conhecidos e utilizados para a cura e para a formação de energia numa base regular.

Tabela 2. Usos dos Cristais e das Pedras Preciosas.

Pedras	**Usos Terapêuticos**
Quartzo transparente	Utilizado como energizador do corpo como um todo.
Quartzo enfumaçado	Útil para ajudar a estabelecer contato com a terra.
Quartzo verde	Harmonizador do corpo.
Quartzo róseo e Citrino	Ambos podem ser utilizados para harmonizar o corpo e os quatro chakras superiores.
Citrino neutro (de laranja-claro a marrom)	Harmonizador para os três chakras inferiores.
Citrino polido (cor dourada)	Estimula o chakra da coroa.
Opala	Uma pedra particularmente mística. Capta a atmosfera ao redor dela e também reflete a pessoa que a usa, especialmente se ela é do signo de Libra.

Um fenômeno que ainda estimula a especulação supersticiosa, e que deve ter deixado perplexos os primeiros homens a ponto de aterrorizá-los, é o meteorito. Os antigos judeus tinham por esses objetos misteriosos uma reverência toda especial. Eles os chamavam de *Beth-el*, que significa "Casa de Deus", porque acreditavam que os fragmentos caídos na Terra traziam consigo as bênçãos de Deus vindas diretamente do Céu.

Tabela 2. (continuação).

Pedras	Usos Terapêuticos
Opala (continuação)	Use-a em diferentes épocas e observe como ela muda suas emoções e/ou suas outras condições físicas. Essa pedra também pode ajudar a abrir o terceiro olho.
Lápis-lazúli	Bom como estabilizador e para limpar a mente. Freqüentemente utilizado nos peitorais dos Sacerdotes.
Fluorita	Uma boa condutora de energia. Muito útil na meditação.
Esmeralda	Boa para os olhos. É um antídoto contra o veneno. Definitivamente, é uma pedra curativa.
Prata	Estabilizadora. Relaciona-se com a Lua e com o espaço.
Ouro	Amplifica os sentimentos.
Cobre	Ajuda nos casos de deficiência de cobre, na artrite e em outras dores.

Esses judeus primitivos acrescentaram outras superstições à tradição de histórias sobre os minerais; entre estas, havia uma segundo a qual num dos anéis do rei Salomão estava engastada uma pedra de poder tão peculiar que lhe bastava olhá-la fixamente para saber tudo de que necessitava num dado momento.[6]

As pedras preciosas têm sido, desde há longo tempo, associadas com a nossa história religiosa e cultural, e têm sido, e ainda são, associadas com os signos do zodíaco. Doze pedras preciosas eram utilizadas nos peitorais dos Altos Sacerdotes da antigüidade e estavam relacionadas com os doze meses do ano e com o zodíaco. No Templo do rei Salomão, eram utilizados o ouro e a prata.

Pensava-se que a prata tinha uma qualidade subjetiva, pois acreditava-se que era o ouro com seus raios de sol voltados para dentro. Representava a natureza humana purificada e renascida. O ouro significa espiritualidade, e no Templo ele era colocado sobre a madeira, o que indicava a natureza espiritual glorificando a pessoa física.[7]

Os cristais, as pedras preciosas e os minerais são, na verdade, exemplos maravilhosos da esplendorosa Criação de Deus. São entidades vivas e sujeitas ao crescimento. As cores e a percepção que temos delas têm evoluído à medida que nós mesmos evoluímos. Em outras palavras, à medida que os seres humanos se desenvolvem, passamos a perceber mais objetos e a fazer mais distinções entre as cores. O mesmo acontece com o planeta e com todas as coisas que há nele, tais como os minerais e os cristais. Eles evoluem, tomam forma e crescem, à medida que crescemos em percepção espiritual sempre maior.

---

[6] Paul E. Desantels, *The Mineral Kingdom*, pp. 12 e 13.
[7] Manly P. Hall, *Secret Teachings of All Ages*, p. cxxxv.

13
Técnicas

À medida que desenvolvemos nossa percepção e nosso entendimento acerca das propriedades dos tons e das cores, devemos aprender ''como'' aplicar essas energias para proporcionar a cura aos corpos físico, emocional e espiritual. É extremamente importante avaliar de maneira adequada a pessoa que estamos tratando. Cada um de nós é único à sua própria maneira. Por isso, nossas necessidades são diferentes e nossas respostas variam de acordo com elas. Portanto, devemos aprender a checar cada problema e, em seguida, aplicar os instrumentos que proporcionarão ajuda nessa situação específica.

Quando nos preparamos para ministrar um tratamento pela cor ou pela música, devemos primeiro encontrar o raio cromático básico da pessoa. Isso nos dará uma idéia do caminho cromático dessa pessoa – suas forças e suas fraquezas. Levando isso em consideração, junto com o entendimento do problema específico, podemos então determinar os tons e as cores cuja utilização é mais adequada.

Um meio para se descobrir qual é o caminho cromático é a aplicação do teste muscular. O paciente fica sentado ou em pé com o seu braço mais forte estendido perpendicularmente em relação ao corpo enquanto sua outra mão segura uma amostra da cor. O terapeuta deverá então perguntar mentalmente qual a cor exata enquanto empurra para baixo o braço do paciente, aplicando a força no seu pulso; o paciente deve tentar resistir. Se a pessoa é capaz de resistir à pressão sobre o braço mais forte, isso indica uma reação positiva à cor. Se o paciente for incapaz de resistir ao empurrão para baixo, isso revela uma resposta negativa – significando que essa cor não é boa para essa pessoa.

Esse tipo de teste muscular pode ser utilizado para testar muitas outras coisas além da cor, como, por exemplo, alimentos aos quais você pode ser alérgico. Você também pode usar o teste para descobrir quais notas musicais são melhores para você. No entanto, uma vez encontrada a cor ou o tom corretos, você saberá que o tom (ou a cor) correspondente (conforme foi explicado na Tabela 1, nas páginas 14 e 15, e nos capítulos sobre as cores) terá vibrações comparáveis. Os tons e as cores correspondentes devem ser utilizados conjuntamente para proporcionar força adicional.

Outra maneira de determinar a cor básica é com o pêndulo. Qualquer objeto leve, como, por exemplo, um anel ou uma pequena peça de joalheria, que possa ser amarrado a um fio (ou corrente) e balançado, pode servir como pêndulo. No entanto, quanto melhor for a qualidade do pêndulo, melhores serão os resultados – um cristal, por exemplo, ou um bom metal, é excelente como pêndulo. No entanto, uma agulha e uma linha também funcionarão para você! Há muitos tipos de pêndulo que você pode comprar; tente a livraria esotérica local.

Quando tiver o seu pêndulo pronto, coloque-o na mão esquerda (o lado receptor), para que o pêndulo se familiarize com as suas vibrações, e dê início ao trabalho. Quando ele começar a se mover, peça-lhe para que mostre a você os sinais de "sim" e de "não". Talvez você tenha de trabalhar com isso durante algum tempo para entender o procedimento e para que o pêndulo se acostume a captar suas vibrações. Lembre-se sempre de que o *motivo* que o levou a lançar mão desse dispositivo é importante. É a energia proveniente do seu Eu Superior (e não alguma magia no pêndulo) que trabalha para você como uma ajuda espiritual. Peça somente a verdade e avalie cuidadosamente, sabendo que você é ainda um canal humano. Reconheça que quanto mais espiritual for a sua consciência, maior será sua receptividade à verdade.

Se assim o desejar, encontre em primeiro lugar o tom, e depois relacione-o com a sua cor correspondente. Para fazer isso, toque várias notas num instrumento musical e tente determinar quais tons ou escalas evocam uma resposta profunda dentro de você. Isso requer uma busca honesta no seu eu interior. A dificuldade reside no fato de que você pode responder a uma cor ou a um tom específicos num dado momento devido a uma determinada necessidade nesse momento. Essa cor (ou esse tom) pode ou não revelar o seu caminho para toda a presente encarnação. Por isso, seria bom se uma outra pessoa, mais objetiva, fizesse isso para você. Também pode ser aconselhável, ao checar a nota musical, testá-la em diferentes ocasiões e sob várias circunstâncias, e/ou em diferentes horas do dia, a fim de eliminar influências externas.

Entenda que essas técnicas devem ser utilizadas não só para encontrar o caminho cromático, mas também para determinar os recursos e o período de tempo necessários para qualquer tratamento, bem como para medir o efeito dessas aplicações.

Quando uma cor básica é apontada, muitas pessoas tendem a rejeitá-la, expressando descontentamento por essa cor específica. Isto *usualmente* indica que essas pessoas não aceitam as qualidades representadas por esse determinado raio cromático. Por exemplo, uma jovem mulher foi ao cromoterapeuta para uma análise cromática. Descobriu-se que sua cor básica era o verde. Ela nunca gostou de verde, mas, ultimamente, se sentia atraída para essa cor. Foi explicado a ela que o verde representava, entre outras coisas, qualidades terapêuticas. A essa altura, a cliente declarou que era enfermeira e que, recentemente, tinha notado que os pacientes com os quais trabalhava estavam respondendo aos seus cuidados com mais intensidade do que acontecia normalmente, enquanto se limitava a exercer a rotina da enfermagem. Antes, ela temia esse tipo de atividade curativa profunda, e não entendia o seu aspecto espiritual. É interessante notar que quando ela começou a aceitar dentro de si mesma a qualidade espiritual da cura, também começou a gostar do verde. Muitas vezes lutamos contra o nosso caminho natural, mas, à medida que começamos a aceitar o que verdadeiramente somos, tudo começa a se encaixar. É isso o que se chama ordem divina!

Os métodos de aplicar a cor e a música para a cura são variados e dependem, em grande medida, não só da preferência do terapeuta mas, o que é ainda mais importante, do nível de receptividade do cliente. Com algumas pessoas, a simples visualização de uma cor pode ser suficiente e, talvez, possa até mesmo produzir uma energia vibratória mais poderosa do que quando se envia a cor utilizando um instrumento físico. Por outro lado, algumas pessoas podem não conseguir tornar real o poder da visualização, e é muito importante *ver* a aplicação física da técnica.

Alguns dos auxiliares físicos de que você pode lançar mão são lâmpadas coloridas, colóides coloridos feitos para serem usados num projetor de diapositivos, e água solarizada. Se você trabalha com as lâmpadas, a potência elétrica não é tão importante quanto a cor, mas uma lâmpada de 75 a 100 watts é recomendável. O que é importante lembrar é o fato de que, em qualquer tipo de tratamento, o instrumento, assim como o terapeuta, são apenas canais através dos quais essas energias vibratórias podem ser recebidas.

A lâmpada deve ser instalada num dispositivo que possa ser ajustado de modo a focalizar uma área específica sobre o corpo que precisa da cura. Algumas vezes, no entanto, a luz deve ser focalizada sobre a cabeça para uma aplicação total. Em casos de circulação deficiente, uma cor estimulante (a ser determinada individualmente, como mencionei antes) deve ser aplicada na base dos pés onde há terminações nervosas, bem como na espinha. Em casos graves, use a cor pelo menos duas vezes por dia, de quinze minutos a meia hora.

A duração do tratamento pode ser determinada com base na reação do cliente, pelo uso do pêndulo, pela checagem por meio do teste muscular dos níveis de energia antes e depois do tratamento, ou pelo conhecimento intuitivo do terapeuta. Usualmente, alguma reação é sentida quase que imediatamente, como, por exemplo, vibrações no corpo, vários tipos de atividade e, talvez, alguma sensação de calor ou de frio. Algumas pessoas às vezes podem se sentir irritadas ou relaxadas depois do tratamento. Isso depende do caso que está sendo tratado. A irritação ou o relaxamento são, ambos, sinais para determinar se o tratamento deve prosseguir ou se deve ser interrompido nesse ponto. Em muitos casos, as pessoas terão uma reação retardada à cor; por isso, não espere até que uma reação seja sentida, uma vez que não há duas pessoas iguais. O terapeuta deve conhecer cada indivíduo como único e não categorizar as pessoas ou as suas reações.

Outro uso terapêutico da cor consiste no trabalho com água solarizada. Para prepará-la, coloque água num recipiente de *vidro* da cor desejada. Em seguida, exponha esse recipiente (cobrindo apenas o seu topo) à luz direta do Sol por um mínimo de duas horas. Essa água pode, então, ser bebida ou aplicada externamente, dependendo das circunstâncias. Por exemplo, você pode beber água solarizada com azul para aliviar infecções dos rins, problemas da bexiga ou qualquer inflamação interna. Se você beber água solarizada com vermelho, isso será de grande ajuda para energizar a circulação e enriquecer o sangue. Utilize as aplicações de água junto com o tratamento com luz.

Beber água solarizada com amarelo (ou com laranja, dependendo da gravidade do caso, uma vez que o laranja é mais forte que o amarelo) é um excelente meio de cura para a prisão de ventre.

Água solarizada com azul pode ajudar no alívio da condição oposta – e da diarréia.

Faça experiências com esse conceito. Coloque água em vários recipientes de vidro de diferentes cores. A seguir, lentamente, prove a água de cada um deles. À medida que prosseguir fazendo isso, você desenvolverá uma sensibilidade aos diferentes sabores cromáticos.

A visualização é outro instrumento para a recepção de energias cromáticas, pois o poder de visualizar é muito criativo. Tente "ver" uma bolha, de uma cor necessária, o envolvendo. À medida que pensa, à medida que visualiza, você cria a energia dessa determinada cor. Você cria qualquer coisa que a sua mente imagina. Você também pode fazer isso para outra pessoa, visualizando para ele ou para ela. Concentre-se na imagem e você manterá essa energia vibratória.

Quando estiver fazendo uma aplicação de cor, use também uma música que tenha a correlação adequada com a cor particular que está sendo utilizada. Toque discos ou fitas que se apliquem à cor, ou então cante e/ou entoe uma nota específica.

Você pode entoar o som AUM ou OM na sua nota básica, ou pode proferi-lo no tom específico necessário para uma determinada enfermidade. Num grupo, a harmonia produzida por todas as pessoas entoando qualquer nota que tenham escolhido pode ser extremamente inspiradora e curativa. As dissonâncias que você poderia esperar transformam-se em belas harmonias!

Em certas situações, pode ser muito mais benéfico usar uma única nota em vez de uma seleção completa com várias harmonias e ritmos. Por exemplo, ao tratar de um problema do seio nasal, seria mais eficaz entoar uma só nota, provavelmente o ré da oitava média, porque esse tom proporciona a energia necessária para romper a congestão. Em vez de ser entoada, essa nota também poderia ser tocada num instrumento ou num diapasão. Ao mesmo tempo, a luz laranja (relacionada com o ré) poderia ser focalizada diretamente sobre a área do seio nasal. Desse modo, obtêm-se energias mais concentradas do que se conseguiria se fosse utilizado um conjunto de cores e de sons. O uso de ambas as modalidades – cor e música – aumentará as energias vibratórias.

Outro meio de entoar é começar com o som AH, passando em seguida para OH, depois para OOOO e, finalmente, para EEEE. A idéia é começar bem do fundo, com um gemido, liberando toda a tensão, a frustração e a raiva. Mantenha-se elevando e baixando o som até encontrar um tom que ressoe em você. Pode não ressoar sobre sua nota tônica especial, mas é possível que você sinta uma reação em algum lugar, o que pode estar indicando a presença de um desequilíbrio nessa área. Neste caso, permaneça com esse tom até sentir que atingiu um nível de desconforto. Continue elevando lentamente o tom, permanecendo, durante todo o tempo, ciente de seus sentimentos.

Entoar pode equilibrar as energias e aproximar a mente do corpo num todo unificado. Clarividentes que têm observado pessoas entoando, também têm visto a energia se dirigir para uma área que necessita de cura ou de equilíbrio. Quando estiver entoando, não force esse processo. Apenas deixe que ele se desdobre naturalmente, até que o tom encontre o seu próprio nível.

Há ocasiões em que será melhor encorajar a participação das pessoas na música cantando ou tocando um instrumento. O próprio ato de cantar provoca necessariamente uma abertura nessas pessoas e libera a tensão. Tanto tocar como cantar ajudam a criatividade e a auto-expressão. No entanto, deve-se entender que se algumas pessoas foram músicos exímios, mas agora não conseguem ter o mesmo desempenho, o resultado pode ser frustrante em vez de benéfico. Por outro lado, se eles têm sido privados de poder se expressar musicalmente, então a chance para cantar ou para tocar de novo pode constituir justamente a terapia necessária para "abrir as portas". Mais uma vez, a pessoa deve ser submetida a uma avaliação adequada, em termos de suas necessidades e de sua capacidade funcional na época do tratamento, pois não há pessoas idênticas.

Você também deve levar em consideração que as pessoas podem reagir de um modo positivo a uma cor ou a uma peça musical num determinado dia, mas, em outra ocasião, sua resposta ao mesmo tratamento pode ser muito diferente. Isso acontece porque as pessoas estão mudando constantemente seus estados de ânimo, seus estados mentais e sua saúde física. Em conseqüência disso, suas necessidades e reações podem diferir de tempos em tempos. Nunca é demais enfatizar a necessidade de avaliar constantemente as pessoas com quem você está trabalhando. Isso é essencial em qualquer tratamento. É também interessante e importante saber que a eficácia de qualquer tratamento dessa natureza pode diferir de acordo com o relacionamento, de pessoa a pessoa, entre o terapeuta e o cliente. Isto se deve à troca de energias inerente a esse tipo de trabalho de cura.

Esteja bem ciente da correlação adequada entre música e cor. Por exemplo, as pessoas não gostariam de ouvir a Música de Vênus de *Os Planetas* (sons etéreos) e, ao mesmo tempo, permanecerem envolvidas por vibrações vermelhas!

Algumas das técnicas para a aplicação da música foram explicadas no capítulo intitulado "Você é um instrumento musical". As qualidades terapêuticas da música clássica e da música *new age* foram explicadas anteriormente. É preciso entender que a música *hard rock* só pode ter um efeito destrutivo no processo da cura.

No entanto, há situações em que uma música áspera, alta e/ou dissonante *pode* provocar um resultado positivo. Isso acontece quando você constata certa rigidez no corpo ou nas emoções. Neste caso, a música que, normalmente, têm efeito de choque *poderia* ser utilizada com vantagem. Use esse tipo de música com extrema cautela e apenas durante um período de tempo muito curto. Essa música deve ser utilizada com a finalidade de liberar bloqueios. Para pessoas com grande hostilidade e com tendências agressivas, bater em tambores poderia trazer alívio. Nessas situações, no entanto, quando se deve aplicar música alta e vigorosa e rufar de tambores, essa aplicação *sempre* deve ser seguida por um tratamento por meio da cor e do tom básicos pessoais para se obter equilíbrio e tranqüilização. O verde ou o azul-esverdeado também podem ser utilizados para equilibrar quase todas as situações, mesmo que nenhuma delas seja a cor básica do indivíduo.

Quando você está trabalhando com crianças hiperativas, você pode captar seu ritmo irregular e seus movimentos espasmódicos no piano ou em qualquer instrumento (se você é capaz de improvisar) e, desse modo, obter uma relação harmoniosa com essas crianças. Em seguida, leve-as a um estado de calma com a música e a cor apropriadas.

Tenha em mente que a nossa cor favorita pode não ser, necessariamente, a cor que representa o nosso caminho na vida. Com freqüência, escolhemos cores ou músicas devido a uma necessidade no momento. Em muitos casos, isso pode significar um uso inteligente da cor ou da música. Por exemplo, é possível que queiramos usar o vermelho durante um certo período da nossa vida. Ao mesmo tempo, podemos ser atraídos por músicas fortes e rítmicas. Talvez, na época, estejamos precisando de energia física. Ser atraído para o vermelho não implica, necessariamente, que esse é o melhor caminho cromático/musical para toda a nossa vida. Em outras ocasiões, podemos optar pelo uso do preto e, além disso, gostar de música de qualidade sombria ou triste. Isso poderia indicar um período de reviravolta interior e essa reviravolta poderia ser positiva ou negativa. Poderia até mesmo indicar uma tentativa frustrada de se esconder. Para mais informações, consulte o capítulo intitulado "As cores e a aura".

Uma mulher jovem que passara por uma instituição psiquiátrica fora encaminhada a um consultório, situado a meio caminho da instituição onde se aplicava a terapia da cor e da música. Essa mulher vestia constantemente roupas de cor bege-escura ou marrom. Quando lhe perguntaram qual a sua cor favorita, estas foram as únicas que escolheu. Isto indicava claramente sua insegurança e sua necessidade de se esconder do mundo. Cores foscas e escuras tendem a manifestar tendência para o ocultamento. Sugerir a ela para que, àquela altura, usasse vestido vermelho teria produzido um choque em todo o seu sistema. Em vez disso, ofereceram-lhe a oportunidade de usar estolas variadamente coloridas como um meio de desenvolver uma perspectiva mais positiva, introduzindo gradativamente, nesse meio-tempo, roupas mais brilhantes e mais coloridas, junto com música alegre. Ela foi receptiva a essas idéias e expressou seu agrado pelas cores; por isso, aceitou o tratamento. A mudança gradual é muito mais curativa e positiva do que a mudança brusca de um estado de depressão e de medo para um estado de alegria e de extroversão, e vice-versa.

As roupas que usamos, as cores de nossa casa e a música podem contribuir para uma atmosfera de cura e de felicidade, ou para uma atmosfera destrutiva, depressiva. Quando entendemos as vibrações das várias cores, então podemos escolher que roupas usaremos para aumentar a nossa energia, para nos tirar da depressão ou para nos fornecer estímulo mental. Podemos fazer experiências com as cores e trabalhar com várias nuanças e matizes – e aplicar os mesmos pensamentos às cores em nossas casas. Nossas áreas de trabalho funcionam bem com o vermelho ou laranja, o trabalho mental requer o amarelo, e as cores repousantes seriam indicadas para áreas nas quais queremos relaxar.

Outro aspecto que deve ser levado em consideração é o do uso quase que exclusivo de uma só cor. Isso é um indício de desequilíbrio e um sinal de que devemos olhar profundamente para o nosso interior à procura das razões. Qualquer coisa levada ao excesso indica uma área com problemas. A moderação e o equilíbrio são as palavras-chave!

Quando fizer experiências com diferentes cores e com vários tipos de música e de instrumentos, esteja ciente das diferenças de energia, bem como de suas perspectivas espiritual e mental. Muitas mudanças ocorrerão à medida que você explorar suas reações de sentimentos com relação ao espectro.

A respiração é outra técnica muito boa para introduzir vibrações cromáticas no seu ser. Respire profundamente enquanto VÊ a cor que deseja, e SINTA o fluxo enquanto respira profunda e lentamente, permitindo que essas vibrações penetrem no seu corpo, em sua mente e em suas emoções. Faça isso várias vezes, repetindo freqüentemente esse exercício, e você passará a ficar cada vez mais ciente de suas respostas a essas freqüências cromáticas.

A cor e a música são excelentes instrumentos para a cura em todos os níveis. Dedique algum tempo para fazer experiências com essas técnicas e deixe que essas energias o elevem até uma nova dimensão de vida.

14
Conclusão

Espera-se que este livro tenha aberto portas para um maior entendimento dos maravilhosos benefícios terapêuticos da música, da cor e dos cristais. Esta não é uma nova ciência, mas temos a esperança de que será uma nova adaptação de uma antiga filosofia e de antigos métodos e procedimentos. Cada religião tem um significado exotérico e um esotérico, e a cor e a música têm uma interpretação física, ou externa, e também um significado interior profundo.

Há muitíssimas composições musicais espiritualmente inspiradoras que podem, com a ajuda adicional da cor, elevar a nossa consciência ao nível dos Mestres. Os trabalhos de vários compositores podem ativar diferentes partes do corpo, podem harmonizar as emoções e elevar a percepção espiritual. Temos dentro de nós aquela capacidade para sentir, para perceber e para nos tornar cientes dessas energias sutis mas muito poderosas. Corinne Heline citou as palavras de Rudolf Steiner: ''Você tem olhos, tem ouvidos: olhe com os olhos para as coisas da Natureza; escute com os ouvidos o que se passa na Natureza; o espiritual se revela por meio da cor e por meio do tom; quando você olha e escuta, não pode deixar de sentir como ele se revela nessas coisas."[1]

Naturalmente, as opiniões variam na avaliação dos compositores. As seguintes relações estão entre aquelas que têm sido sugeridas: Bach, Beethoven e Mozart podem ajudar na integração dos elementos do corpo físico, e Bach, Beethoven e Wagner podem ser considerados os precursores da música divina do futuro. Para a finalidade de procurar dentro de si mesmo, grande parte da música de Tchaikovsky é sugerida, e para refletir sobre o passado, aconselha-se ouvir Debussy, Mahler e Chopin. A música coral de alto calibre traz, com freqüência, alívio emocional e elevação espiritual. Estas são apenas sugestões para o seu estudo. Cada um de nós precisa descobrir aquelas com as quais pode se relacionar de uma maneira positiva e curadora. Cada um de nós precisa desenvolver uma percepção interior com relação àquilo que a música e a cor dizem a cada um de nós, individualmente; apenas quando respondemos com profundidade de sentimento podemos obter o máximo de benefícios dessas sutis ferramentas espirituais. À medida que tentamos nos harmonizar com belas composições musicais e com inspiradoras cores do arco-íris, devemos permanecer animados por um senso de expectativa e por um sentimento de abertura, por uma disposição de estarmos prontos para receber. Deixemos que as grandes possibilidades que há dentro da cor e da música nos inspirem para que prossigamos em explorações futuras.

As crianças podem ser imensamente ajudadas ficando expostas a várias cores desde os seus primeiros anos. A idéia de manter as salas de aula pintadas com as cores do arco-íris, cada classe pintada de *uma* cor para exemplificar estágios no crescimento da criança foi usada com sucesso nas escolas de Rudolf Steiner e de Waldorf. O conceito é este: "Quando a educação da criança estiver comple-

[1] Corinne Heline, *Color and Music in the New Age*, p. 71.

ta, ela terá tido a experiência de 'viver', etapa por etapa, através de todas as sete cores, que constituem uma imagem do seu próprio desenvolvimento."[2]

As indústrias, as escolas e os hospitais estão começando a reconhecer o valor da cor e da música. Estão aceitando e utilizando mais do que nunca esses conceitos. No entanto, "embora a terapia pela música tenha se comprovado de grande valor nos hospitais – onde com freqüência é utilizada conjuntamente com a terapia recreacional – , sua adoção ainda é dificultada pela ausência de intuição, de espontaneidade e de espiritualidade, três elementos essenciais na harmonização do corpo com sua contraparte cósmica". [3]

Tem-se afirmado que quando nossas experiências com a cor se tornam mais íntimas, aproximamo-nos mais de uma sintonização com Deus. O mesmo acontece com a música. O uso adequado da cor e da música nos eleva para além do mundo material, até um lugar que é mais universal. Algum dia, a cor e a música serão instrumentos não somente para a cura, mas também para a comunicação com outras pessoas e (assim o esperamos) com aquelas que habitam outros mundos. A ciência física, a ciência médica e as ciências espirituais estão alcançando, rapidamente, um ponto de mútua compreensão, e isso proporciona grandes esperanças e expectativas para essa era maravilhosamente criativa em que vivemos.

---

[2] Goethe, *Goethe's Theory of Color* (Sussex, Inglaterra: New Knowledge Books, 1970), p. 35. [Em português: *A Doutrina das Cores*, Editora Nova Alexandria, São Paulo, 1993.]

[3] Horatio Costa, "New Age Music", p. 67.

Glossário

Arquétipo: o padrão original, ou o ideal, de seu Eu Superior; é a forma do seu ''EU SOU''.

Astral: o primeiro corpo sutil (invisível) mas real do ser humano, imediatamente vizinho do corpo físico; relaciona-se com o plano astral no mundo espiritual. O corpo astral é a sede das emoções.

Aura: do grego *avra*, que significa ''brisa''. A energia luminosa, comumente observada nas cores que emanam dos corpos físico e sutil. Para aqueles que conseguem ver a aura, isto pode ser instrumento valioso para diagnóstico.

Centros Psíquicos: veja ''chakra''.

Chakra: palavra sânscrita que significa ''roda''. Os chakras são centros psíquicos de energia no corpo etérico, superpostos aos sete principais centros glandulares no corpo físico.

Clariaudiência: audição (interior) clara.

Clarissenciência: conhecimento (interior) claro.

Clarividência: visão (interior) clara.

Cóccix: pequeno osso triangular situado na base da espinha.

Consciência Cósmica: consciência universal, etérea e onisciente; Mente de Deus.

Corpos Sutis: invisíveis ao olho físico devido ao fato de as suas vibrações serem mais altas que a do corpo físico. São no entanto visíveis ao clarividente treinado.

Dévico: o reino dévico refere-se aos seres angélicos, bem como aos espíritos e aos elementos da natureza.

Emanação: um eflúvio; um fluir expansivo.

Esotérico: uma interpretação profunda ou interior (espiritual) de alguma coisa; um significado simbólico por trás das palavras.

Espectro: série de cores dispostas de acordo com seus respectivos comprimentos de onda. Resulta da passagem da luz branca através de um prisma; as cores do espectro conforme são vistas no arco-íris.

Etérico (*corpo etérico*): uma duplicata, ou ''cópia em papel-carbono'' do corpo físico, imediatamente adjacente ao corpo físico, embora não seja um verdadeiro corpo, ou um corpo separado, como o é o astral. A palavra etérico também se refere aos ''éteres'' que se encontram na atmosfera – uma substância na qual as impressões são inseridas, isto é, o Akasha (a Biblioteca Cósmica), onde os registros dos eventos são armazenados.

Exotérico: exterior, superficial, literal.

Iridescência: uma interação das cores do arco-íris.

Oculto: escondido, secreto.

Pineal: pequena glândula, em forma de cone, situada no meio do cérebro.

Pituitária: pequena glândula endócrina, de forma oval, situada na área do cérebro correspondendo ao ''terceiro olho''.

Bibliografia

Babitt, Edwin. *Principles of Light and Color*. Hyde Park, NY: University Books, 1967.

Baer, Randall N. e Viki Baer. *The Crystal Connection*. São Francisco: HarperCollins, 1987.

The Bible. King James Version. Nashville: Thomas Nelson, Inc., 1976.

Birren, Faber. *Color Psychology and Color Therapy*. Hyde Park, NY: University Books, 1965.

Blavatsky, Madame. *The Secret Doctrine*. Pasadena, CA: Theosophical University Press, 1952. [*A Doutrina Secreta*, Editora Pensamento, São Paulo, 1980.]

Cayce, Edgar. *Searchlight*. Virginia Beach, VA: A.R.E. Press, dezembro de 1960, dezembro de 1965.

Cornelio, Marie Williams. *Gemstones and Color*. West Hartford, CT: The Triad Publishing Co., 1985.

Costa, Horatio. "New Age Music, Cosmic Sounds and the Music of the Spheres", *The American Theosophist*, maio/junho de 1989, p. 63.

Criswell, Beverly. *Quartz Crystals*. Reserve, NM: Lavandar Lines, 1983.

Desantels, Paul E. *The Mineral Kingdom*. Nova York: Madison Square Press, Grosset & Dunlap, 1968.

Goethe, J. W. von. *Goethes's Theory of Color*. Sussex, Inglaterra: New Knowledge Books, 1964.

Hall, Manly P. *Secret Teachings of All Ages*. Los Angeles: Philosophical Research Society, 1975.

Heline, Corinne. *Color and Music in the New Age*. La Canada, CA: New Age Press, 1964.

___________. *Healing and Regeneration through Music*. Santa Barbara, CA: J. F. Rowny Press, 1933.

Hodges, Doris M. *Healing Stones*. Hiawatha, IA: Pyramid Publishers, 1961.

Hunt, Roland. *Seven Keys to Colour Healing*. Saffron Walden, Inglaterra: C. W. Daniel, 1971. [*As Sete Chaves da Cura pela Cor*, Editora Pensamento, São Paulo, 1984.]

Isaacs, Thelma. *Gemstones, Crystals and Healing*. Black Mountain, NC: Lorien House, 1984.

Krippner, Stanley e Daniel Rubin, orgs. *The Kirlian Aura*. Garden City, NY: Anchor Books, 1974.

Ostrander, Sheila e Lynn Schroeder. *Psychic Discoveries Behind the Iron Curtain*. Englewood Cliffs, NJ: Prentice-Hall, 1970. [*Experiências Psíquicas Além da Cortina de Ferro*, Editora Cultrix, São Paulo, 1974.]

Scott, Cyril. *Music: Its Secret Influence*. Wellingborough, Inglaterra: Aquarian Press, 1933.

Walker, Dael. *The Crystal Book*. Sunol, CA: The Crystal Company, 1983, p. 13.

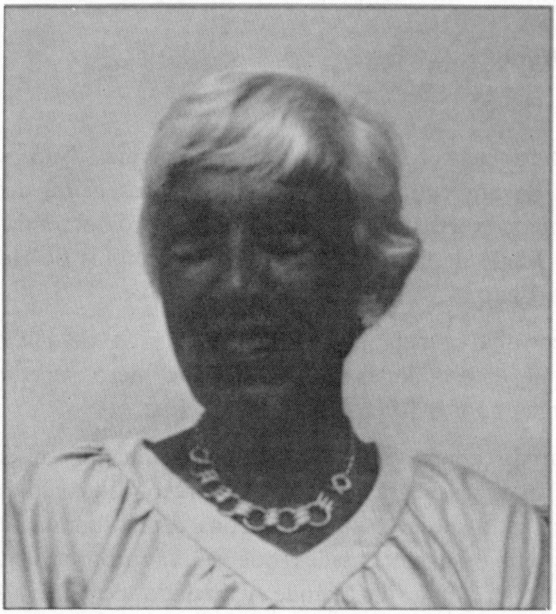

MARY BASSANO trabalha como cromoterapeuta e musicoterapeuta e dá aulas sobre como usar a cor, a música e outros conceitos metafísicos para obter uma vida equilibrada. Passou dois anos no Conservatório Musical Oberlin e trabalhou como assistente social para várias agências de saúde estatais para crianças. Combinando suas habilidades de assistente social com sua formação musical, tornou-se uma musicoterapeuta num grande hospital.

AS SETE CHAVES DA CURA PELA COR

Roland Hunt

A cura pela cor é uma ciência divina Não se trata, portanto, de um culto ou de uma onda passageira, descoberta ou inventada recentemente. De fato, a cromoterapia já era usada da Idade de Ouro da Grécia e nos templos de Heliópolis, no antigo Egito.

A cor tem a bela e significativa missão de aliviar todos os tipos de enfermidades, não como um mero sucedâneo das drogas, mas com a força primitiva da Luz.

Contudo, contra essa força divina, o homem vem correndo, cada vez mais, as negras cortinas do preconceito e da ignorância, encerrando-se em casas acanhadas e mal-iluminadas e preferindo apinhar-se em cidades que são a própria negação da Luz, causa próxima da grande variedade de males físicos e nervosos de que sofrem as pessoas hoje em dia.

É contra esses absurdos que se bate este livro, que ensina, basicamente, como colocar a Luz e a Cor ao alcance de nossa mão, de modo a usufruirmos lautamente da provisão divina dessa força cósmica onipotente em todos os níveis do nosso ser.

As Sete Chaves da Cura Pela Cor, fruto de longas e acuradas pesquisas, além de revelar os mecanismos sutis pelos quais as cores agem sobre o organismo humano, oferece ao leitor um completo manual de diagnóstico e de tratamento das principais doenças que afligem o homem moderno, aliando os ensinamentos das civilizações mais antigas às mais recentes descobertas científicas no campo da cromoterapia.

EDITORA PENSAMENTO

As Energias Curativas da Música

Hal A. Lingerman

Abrangendo um amplo período da criação musical que vai dos autores clássicos aos modernos, Hal A. Lingerman sugere neste livro as músicas que ele acha mais apropriadas para superar os estados depressivos em geral. Lingerman faz comentários e inclui listas de obras musicais destinadas a uma ampla variedade de situações humanas – música para inspirar amor e devoção, música para ampliar nossos poderes mentais e espirituais, música para as diversas situações da vida diária, em resumo, música para sentir-se melhor, música que cura.

O autor aborda o seu tema adotando o ponto de vista de uma pioneira da *New Age*, Corinne Heline, que escreveu: "... aproxima-se rapidamente o tempo em que o Homem selecionará sua música com o mesmo cuidado inteligente e o conhecimento que usa agora para escolher sua alimentação. Quando esse tempo chegar, a música se tornará a principal fonte de cura para muitas pessoas e doenças sociais."

EDITORA CULTRIX

CONHECE-TE ATRAVÉS DAS CORES

MARIE LOUISE LACY

Somos todos afetados pelas cores, embora nem sempre estejamos conscientes desse fato. O rosa nos inspira a calma, o vermelho nos dá energia, o azul promove a paz e o verde encoraja a harmonia. Nossa confiança, criatividade e bem-estar estão intimamente ligados às cores que predominam em nossa vida.

Através da aura, nos sintonizamos com o mundo sutil das cores; através das cores que irradiamos, expressamos nossa verdadeira natureza. Ao nos tornarmos conscientes da influência da cor na nossa aura, podemos efetuar curas físicas e psicológicas através de métodos terapêuticos que fazem uso da cor.

Neste livro, Marie Louise Lacy, da International Association for Colour Therapy, mostra-nos como entrar em sintonia com as cores em diferentes níveis e áreas, que incluem a meditação e a psicologia.

Dentre os assuntos abordados neste livro, destacam-se:

- As várias maneiras de usar a cor nos processos de cura;
- Métodos para utilizar as cores na vida diária;
- Como a psicologia da cor pode revelar o seu interior;
- O significado mais profundo dos números quando associados às cores;
- Como as cores do ambiente em que vivemos e da roupa que usamos pode ajudar a transformar energias negativas;
- As cores mais adequadas para cada hora do dia;
- A importância da cor na alimentação.

EDITORA PENSAMENTO

CORPO, MÚSICA E TERAPIA

Carlos D. Fregtman

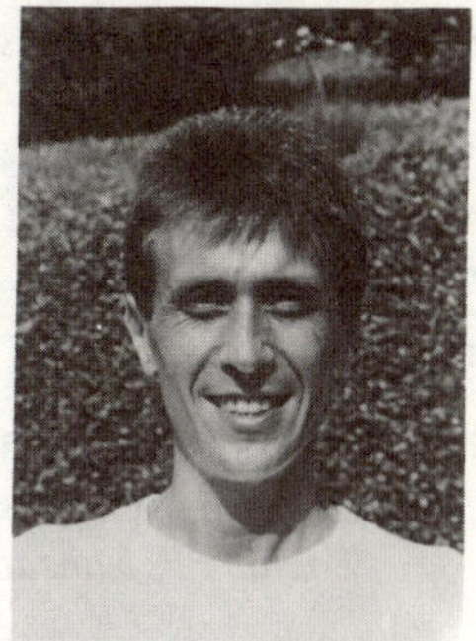

A partir de uma óptica de integração, consolidada por uma vasta experiência clínica, o autor, como um cartógrafo, explora ou mapeia neste livro o campo da relação som/ser humano no processo terapêutico e desenvolve, entre outros, os seguintes temas: função do som e do movimento, sentimentos reprimidos e catarse, instrumentos sonoros e comunicação não-verbal, criação de clima, múltiplas técnicas de abordagem no tratamento da psicose, laboratório de formação para terapeutas, corpo e identidade grupal e o papel da emoção.

Esta obra, que apresenta farto material com exemplos esclarecedores de patologias graves, culmina com a análise de um fragmento de sessão de musicoterapia a partir de três leituras possíveis dos fenômenos: interacional, psicodinâmica e social. Incluem-se também comentários e opiniões de dois grupos de pacientes acerca de suas próprias vivências com esse tipo de tratamento.

Seguindo um modelo de trabalho que é, fundamentalmente, uma forma criativa de jogo, o terapeuta mergulha numa realidade carregada de significados ancestrais, propondo uma liberação dos sentidos e uma recuperação de formas de relacionamento anteriores à formação do símbolo como geradoras e veiculadoras de estados emocionais.

Corpo, música e terapia constituirá, sem dúvida, um aliado valioso para os adeptos de um desenvolvimento orgânico da dinâmica do conflito do paciente através de diversas técnicas que permitam sua expressão e elaboração nos múltiplos planos em que se manifesta a comunicação humana.

EDITORA CULTRIX

Outras obras de interesse:

MANUAL DE REFLEXOLOGIA E CROMOTERAPIA
Pauline Wills

MÉTODOS DE CURA – Chakras, Raios, Cores, Cristais
Zachary F. Lansdowne

CURANDO COM AMOR
Leonard Laskow

AS CORES DA NOSSA ALMA
Ingrid S. K. von Rohr

AS CORES DA TUA AURA
Lea Sanders

A AURA E SUAS CORES
Ruth Berger

CONHECE-TE ATRAVÉS DAS CORES (c/28 lâminas e um Poster colorido)
Marie Louise Lacy

AS CORES E SEU PODER DE CURA
Betty Wood

CORES PARA SUA SAÚDE
Gérard Edde

CROMOTERAPIA – A CURA ATRAVÉS DAS CORES
Reuben Amber

A ENERGIA CURATIVA ATRAVÉS DAS CORES
Theo Gimbel

A LINGUAGEM DAS CORES
René-Lucien Rousseau

AS SETE CHAVES DA CURA PELA COR
Roland Hunt

A VIBRAÇÃO DAS CORES
Clark-Martine

AS ENERGIAS CURATIVAS DA MÚSICA
Hal A. Lingerman

CORPO, MÚSICA E TERAPIA
Carlos D. Fregtman

O TAO DA MÚSICA
Carlos D. Fregtman

A DOUTRINA SECRETA (6 Vols.)
Helena P. Blavatsky

OS CHAKRAS E OS CAMPOS DE ENERGIA HUMANOS
Shafica Karagulla e *Dora van Gelder Kunz*

CHAKRAS, RAIOS E RADIÔNICA
David V. Tansley